小顔のしくみ

アゴを引けば顔は小さくなる！

整体エステ「ＧＡＩＡ」主宰
南　雅子

青春新書
PLAYBOOKS

はじめに

顔が大きいことには、すべてに理由があります。

本書『小顔のしくみ』でみなさまに興味をもって知っていただきたいのは、簡単にいうと顔に直接アプローチしなくてもボディを調整すれば小顔になるということです。

〝えっ！　そんなこと聞いたことない〟とほとんどの人が驚かれることでしょう。

じつは、顔が大きくなる原因の大半は、姿勢の悪さやクセ、毎日の習慣にあります。股関節のズレや骨盤の傾きによって、猫背や前かがみの姿勢になっていれば、5～6キログラムもある重い頭を支えきれなくなります。当然、首は前へ前へと垂れてしまいアゴが下がってしまいます。これが、顔を大きくしてしまう一因です。

美容家として40年間わたしが研究してきた方法では、全身の骨が徐々に動いて姿勢がよくなり、ゆがみのないボディができあがって自然と小顔になります。しかも、リバウンドもありません。苦痛やリスクもともないません。

生まれつきとあきらめがちな顔の形や大きさが変わるのです。

顔の表面を動かす方法とは違い、徐々にアゴの骨が後ろに引けて横顔の美しい小顔に変わっていきます。

また、頭がい骨のハチが後頭部に張り出してくるので、ポニーテールやまとめ髪が似合う形のいい頭になってくるから不思議です。前から見ると、頭の側頭部がだんだんと細く狭くなり、気になるエラ張りや頬の大きさも後ろにシュッと引けていきます。

頭がい骨は動かない、生まれつきと思っている人も多いでしょう。

ところが、頭がい骨は少しずつ動く骨なのです。

頭がい骨は、人間にとって最も大切な脳を守るように、球体にできています。ですから外側から中心に向けて圧をかければ小さくなるイメージがありますが、押してもあまり小さくはなりません。なぜなら頭がい骨を構成する骨と骨の間は1ミリもないほど狭く、押して間を狭めたところで、それほど小さくならないからです。

それよりも、骨を少しずつズラして形を変えていくことが小顔づくりには重要です。

もちろん顔にメスを入れる整形などもありますが、本書のような小顔づくりがあることをたくさんの人に知っていただきたいのです。

整形しないで顔の形なんて変わるはずがない。みなさんはまだそうお思いでしょう。しかし本当に変わります。

本書では、脚、股関節、骨盤、背骨、肩甲骨に働きかけ、頭の骨、アゴの位置を正しい位置にズラすことによって小顔ができるメカニズムとその方法を、図解でわかりやすく説明しています。

小顔のためのエクササイズはどれも簡単。ボディを調整するものだから小顔になるだけでなく、体型も変化し、不調も改善して美しくなっていきます。

「お腹が引っ込んだ」「肩こりがなくなった」「頭痛がしなくなった」「胸が大きくなった」「姿勢がよくなった」「肌がきれいになった」……変化はうれしいものばかり。

シュッとした小顔としなやかに動く体を同時に実現することになるのです。

ぜひ本書で紹介するエクササイズや筋肉誘導などの新しい小顔づくりに取り組んでみてください。そして小顔を実現し、明るい笑顔がこぼれる毎日を送っていただきたいと思っております。

整体エステ「ＧＡＩＡ」 南 雅子

小顔のしくみ
――アゴを引けば顔は小さくなる!――

Contents

Part 1 小顔のしくみ――「いい姿勢」が「小顔」をつくる

Part 2 小顔になれる!――顔の形・色も変わる!

Part 3 小顔のつくり方—骨格から整える

Part 6 整形級に顔が変わった！衝撃の体験データ大公開!!

撮影…………………石田健一
モデル……………上原史子
カバーイラスト…栗生ゑゐこ
本文イラスト……坂木浩子
デザイン…………青木佐和子
編集・構成………水沼昌子（コアワークス）
衣装協力…………ミカランセ
取材協力…………小澤元弘（小澤歯科医院・院長）
撮影協力…………前野有香／川面かおり

アゴを引けば顔は小さくなる！

— *Prologue* —

小顔アイドルはみな〝アゴが引けて〟います！

流行りの顔の形は時代とともに変わります。わたしの感覚ではだいたい12年くらいのサイクルで変化しているのではないかと思います。丸顔、アゴが細い顔、面長……。ファッションとも相まって、これまでいろいろな形が〝時代の顔形《かおかたち》〟としてもてはやされてきました。

米国の映画情報サイト「ＴＣ Ｃａｎｄｌｅｒ」では、毎年「世界で最も美しい顔１００人」ランキングを発表して話題になりますが、そんななかでも、いつの時代でも変わらなかったのは、みな「小顔」だということ。

形のトレンドはさまざまでも、全体として小さいということが、憧れや流行りの〝必須条件〟だったのではないでしょうか。

もちろん、いまも小顔のアイドルや俳優さんには羨望《せんぼう》の視線が注がれています。かわいい、かっこいい、素敵……と感じる彼女たち彼らの印象は、まず「あっ、顔ちっちゃい！」というもの。頷いている人、多いはずです。

＜顔が小さい人はアゴが引けている＞

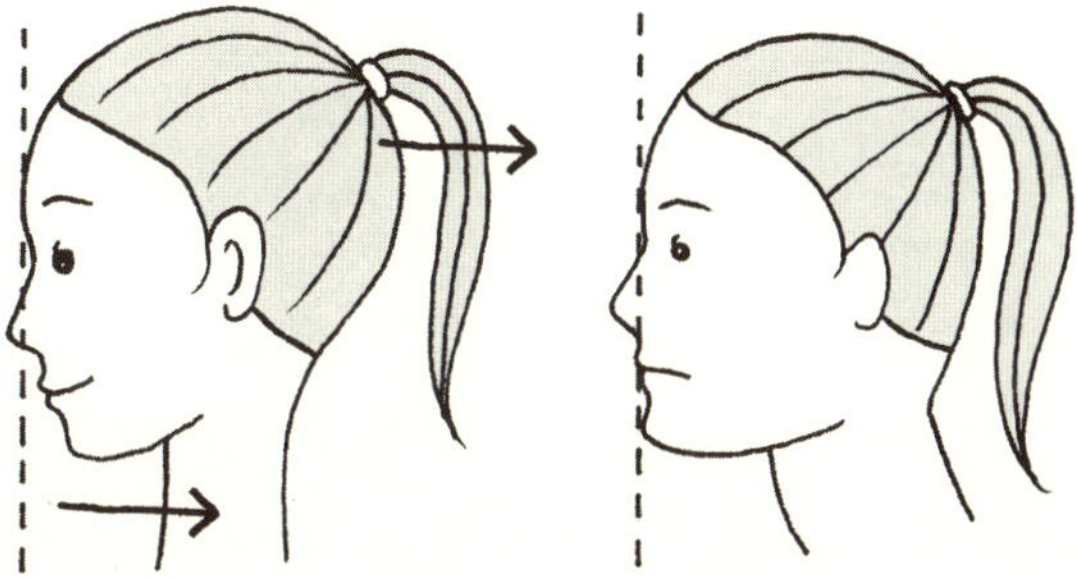

そんな、小顔アイドルに共通している特徴、あなたにはわかりますか？

じつは小顔の人にははっきりした共通項があるのです。

それは〝アゴが引けている〟ということ。

アゴが引けているとは、横から見たときにおでこよりアゴが前に出ていない、おでこのラインよりアゴが後ろに引けているということです。

具体的には、まず横から見ておでこの線を垂直にまっすぐ下ろしたとき、その線上にアゴの先端がきているというのを基本とします。

そして、おでこからの垂直線よりアゴが前にあれば出ている、後ろにあれば引けている、ということになります。

アゴを無理に引いて二重アゴになっている人はアゴが引けているとはいえませんので、ご注意ください。

このような視点で小顔アイドルをウォッチしてみてください。ほぼ例外なく、アゴが引けています。そう、小顔とアゴの位置は深くかかわっているのです。

それだけではありません。アゴが引けている人はきれいに前歯が見える魅力的な笑顔を見せてくれます。首がスラリと長く、美しい背中をしています。さらに、肩甲骨が下がっていて、ウエストがキュッと引き締まり、ヒップが高い位置にあって、脚が長く見えるのです。

みなさん、テレビに出てくる俳優さんやアイドルをよくよく観察してみてください。なんで顔があんなに小っちゃくて脚が長いんだろう。なんで顔はあんなに小っちゃいのに胸は大きいのだろう。

そう、すべては連動しているのです。では「アゴを引く」にはどうすればいいのか、その秘密を解説していきましょう。

頭は重い。姿勢が悪ければ顔が崩れるのは当然です

その秘密の鍵を握るのが「姿勢」です。

体の中心軸が前後にも左右にもブレがなく、正しくバランスがとれている。両足の裏でしっかりと重心を受けとめていて、骨格にも筋肉にも余計な負担がかかっていない。バランスのいい小顔の持ち主は例外なく姿勢がいいのです。

バランスが整った体は疲れにくい。疲労感でイライラしたり、些細なことで不平不満を感じたり、ということが少ないのです。いつも明るく自然に笑顔がこぼれるようにもなります。

「へぇ〜、小顔ってそんなにいろんなことと関係があるんだ！」

そうなのです。たとえば、姿勢や体のバランスは悪いけれど、顔だけはバランスよく小さい、ということはありません。

つまり、小顔になるためには、姿勢に目を向けることが大切。よい姿勢は骨格や筋肉によってつくられますから、関節をほぐし骨格や筋肉を正すことから、スタートす

るのが、もっとも効果的な「小顔への道」なのです。

みなさん、まず、そのことを知ってくださいね。

一方、顔が大きい人の特徴は、小顔の人とは対照的です。横から見ると、おでことアゴのラインよりアゴが前にズレて出ています。必ずしも受け口になっているとは限りません。

アゴがしゃくれている人は、アゴが前にズレているからしゃくれが目立つし、エラが張っている人は、アゴが前にズレているぶんエラが前に出て目立つのです。

そして、姿勢は前のめりになって、肩が上がりいかり肩になっています。

体が前のめりになっていると、首の骨も前に傾きます。そのため首の骨でバランスよく頭を支えることができません。

重い頭（なんと、5～6キログラムもあるんです）をいつも無理して支えているわけですから、当然、首のまわりの筋肉が必要以上に発達して硬くなってしまいます。

その結果、首が太くなって大きなエラ張り顔になったりするのです。

首まわりにつく余分な硬い筋肉は、血液やリンパの流れを妨げます。そのため脂肪

＜小顔美人は姿勢美人＞

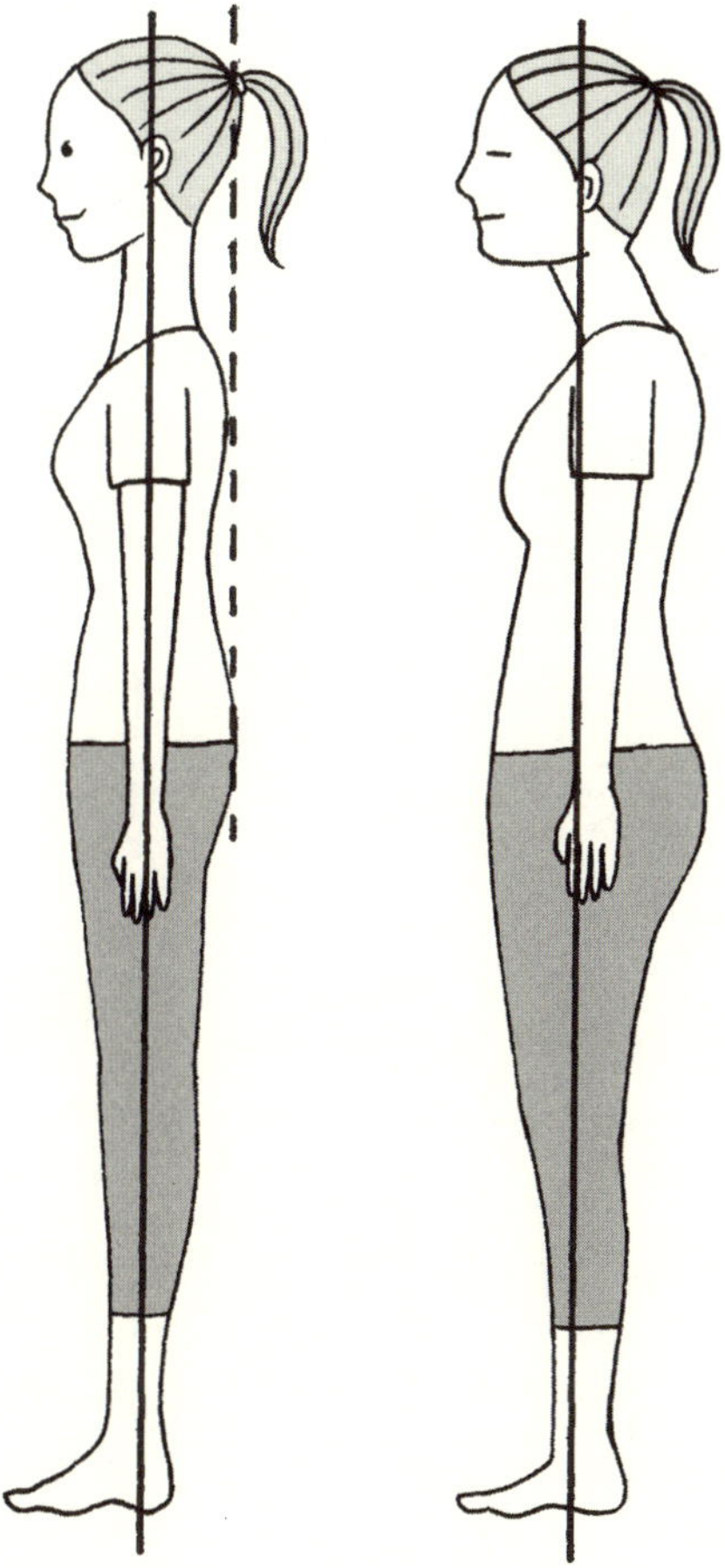

がたまりやすく、セルライトもできやすくなるのです。これらも首を太くし、顔を大きくする一因です。

また5〜6キロもの重さの頭を斜めになった首で支えるのですから、頭の骨は少しずつ前にズレて、重みでアゴが下がり出てくるのも当たり前のことなのです。

マッサージだけでは顔の形は変わらない

小顔になるというと、誰もが真っ先に思い浮かべるのがマッサージでしょう。

事実、〝小顔〟をうたったマッサージは多種多様。小顔になりたくていろんな種類のマッサージをいくつも受けたという人も少なくないかもしれません。

あるいは、顔の骨を動かして小顔づくりをするという「小顔矯正」を経験している、という人もいるのではありませんか？　そこで、質問です。

「そのフェイスマッサージや小顔矯正で顔は小さくなりましたか？」

おそらく、「たしかに小さくなった（気がする）」という答えがたくさん返ってくるのだと思います。しかし、問題はその先。そう、持続性です。

フェイスマッサージや小顔矯正で手に入れた小顔がいつまでも続いている、という人は、さて、どのくらいいるでしょうか。

この問いに「ＹＥＳ」と答える人はほとんどいないのではありませんか？ もっと、はっきりいってしまえば、「ゼロ」では？

そう、マッサージや小顔矯正で一時的には小顔が実現しても、リバウンドするのは必至なのです。

なぜなら、マッサージは顔の表面の筋肉、すなわち、表層筋に働きかけるものでしかないからです。動かすのは表層筋だけです。そのため、動かしてしばらくのあいだは、小顔を保っていられても、時間が経つと元の木阿弥。以前の顔の大きさに戻ってしまいます。

小顔矯正も同じです。顔の骨を一時的に動かすだけですから、施術後ある一定の期間は小顔を保てても、持続性という点ではいかにも心もとない、というしかありません。姿勢がもとのままでは、いずれ顔の形・大きさも戻ってしまいます。骨格の基礎

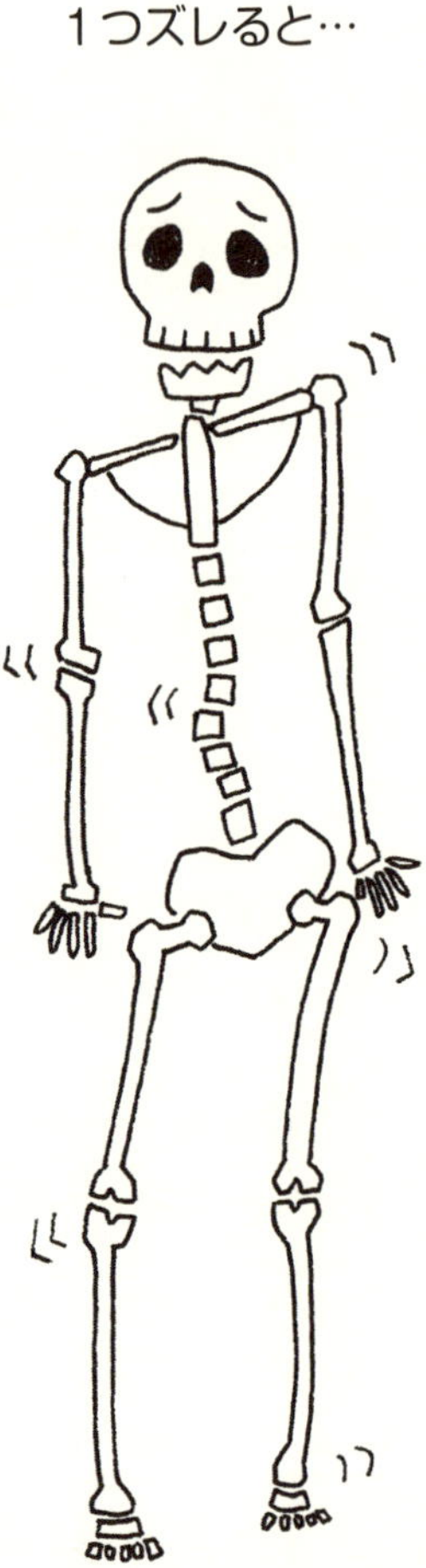

から顔の形が変わるというものではないのです。
「だったら、リバウンドしない方法なんてあるの？」
あります！　体の骨格は、足裏から脚の骨、股関節、骨盤、背骨、頸骨《けいこつ》、頭がい骨まですべてが連動しています。たとえていえば、積み木が積み重ねられている、というイメージです。その積み木のどこかの箇所がズレていたり、ゆがんでいたりすれば、全体的にバランスがくずれます。
これと同じように、骨格もどこかの部分にズレやゆがみがあったら、骨格全体がバランスの悪いものになってしまうのです。顔の大きさとくに深くかかわっている、頭がい骨や顔の骨（アゴの骨）なども影響を受けずにはいられません。

しかも、人体の60パーセント以上が水分で構成されていますから、骨は体液の中で、積み上げられているようなものです。そのため動きやすい。

ですから、大切なのは積み木の積み方を土台から正していくこと。足から首、頭がい骨にいたるまで、正しい骨格に整えていくことが重要なのです。

40年ボディメイクに携わってきたからこそ気づいた小顔のしくみ

「整体エステ」をわたしが始めた当初は、骨盤や股関節のゆがみが体全体のゆがみにつながるということはそれほど知られていませんでした。

しかし現在は骨盤・股関節のゆがみが体のバランスを崩す原因になっているということは当たり前のように知られています。

ところが「顔」についてはどうでしょう？

顔も体の一部です。しかも体の一番上に存在しています。

体の土台になる下半身の２本の脚のバランスが崩れれば、その一番上にある顔も崩れてしまうのは当たり前です。それなのに、顔にだけアプローチをしても一時しのぎにはなれど、根本的な解決には至らないと思うのです。

体にも顔にも骨があり、骨のまわりには筋肉がありますから、骨格が正しく整えられたら、関節も正しく働き、筋肉も正しく発達するようになります。伸ばすべきところは伸ばし、引き締めるべきところは引き締めてくれるのです。

顔も骨と筋肉からつくられていますから、骨の組み合わせがバランスよく整って、筋肉が本来の働きをするようになれば、スッキリとした小顔に変わるというわけです。

それればかりではありません。やせにくい太ももやウエストまわり、二の腕のタプタプ……などが、きれいにシェイプアップされていくのです。

つまり、小顔づくりは体づくりともいえるのです。

顔というのは、どういう体をしているかを端的に表している部分です。

たとえば、20世紀を代表するセックスシンボル、マリリン・モンローの顔はやわらかみがあります。体もふっくら丸みのあるボディラインです。モデルのツイッギー（小枝）は、まさに愛称の「小枝」のように角張ったボディライン、そして角張った小さい顔をしています。

世界で活躍するバレリーナの小さな顔には、腕や脚の長い中心軸のしっかりした縦にスッと伸びるボディがふさわしいのです。

ですから、首の伸びた中心軸がまっすぐな体にしていくと小顔になっていきます。本書はそのための方法を紹介していきます。

「本当にそんなことが可能？」という人は、まずはダマされたと思って、本書で紹介するエクササイズを試してみてください。

これはわたしが美容家として40年以上、美しいボディづくりに携わってきたからこそ経験してきた「事実」です。

美しいボディをつくりあげたら結果として小顔がついてきた。骨格を正して美ボディを手に入れた人は、アゴが引けて、みなさん顔が小さくなっていたのです。

もちろん、骨格が変わって小さくなった顔ですから、ボディを維持しているかぎり、リバウンドすることは100%ありません。

その意味でも、本書で紹介するエクササイズは、いままでとはまったく違う〝究極の小顔づくり法〟と自信をもっていえるのです。

小顔のしくみ

「いい姿勢」が
「小顔」をつくる

— *Part 1* —

本当に顔を小さくしたかったら〝肩甲骨〟から攻めなさい

プロローグでお話ししたように、骨はそれぞれ連動して全体としての骨格をつくっています。ですから、どこか一カ所ズレを直したりゆがみを正すと、そのよい影響は他の骨にも及びます。

とはいっても、本書は小顔がテーマですから、その実現のために最も効果的なところを〝攻める〟のがポイントになりますね。確実により早く小顔をつくる攻めどころはどこか？

それはズバリ「肩甲骨」です。

顔が大きい人は姿勢が悪く、アゴが前に出ているというお話をさせていただきました。ということは姿勢を正せば、アゴが後ろに引かれて、小顔になるというわけです。

でも、「姿勢を正すなんてぼんやりしたことといわないで、もっとピンポイントに教えて！」という気持ちもとてもよくわかります。

ですから、まずどこから始めたらいいか、それが「肩甲骨」なのです。

アゴが前に出ている人は、首が前に傾いたいわゆる〝前首《まえくび》〟になっていて、姿勢も前かがみで前傾しています。そして、肩甲骨が上がっています。この肩甲骨を下げることがアゴを引くことにダイレクトにつながります。

具体的にはどうすればいいの？　それはＰａｒｔ３とＰａｒｔ４にゆずるとして、ここではなぜ肩甲骨を下げるとアゴが引けて小顔になるのかをご説明いたします。

じつはアゴまわりの筋肉は、肩甲骨とつながっています。

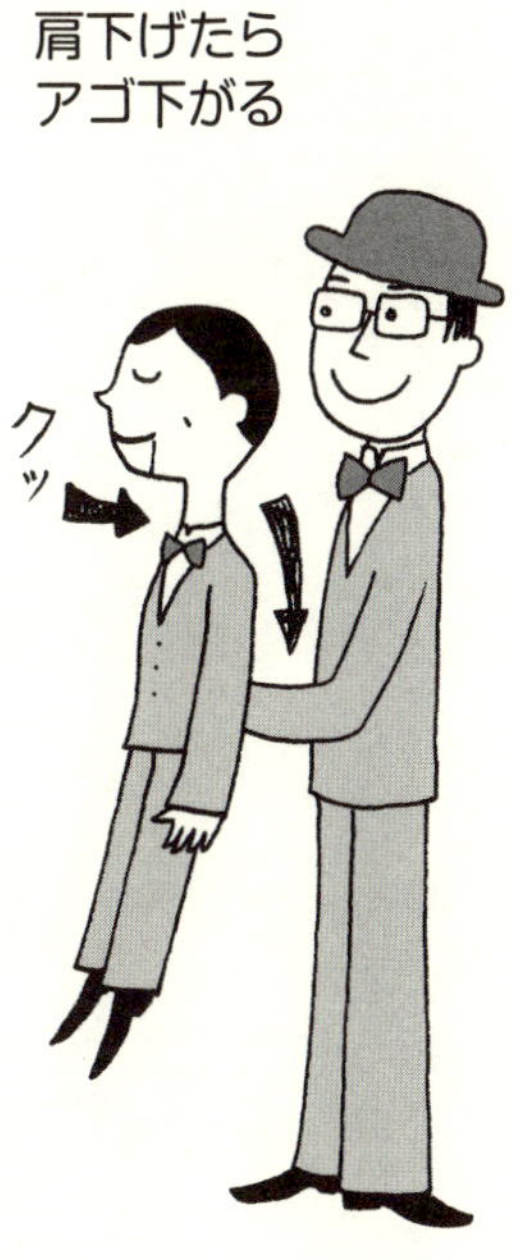

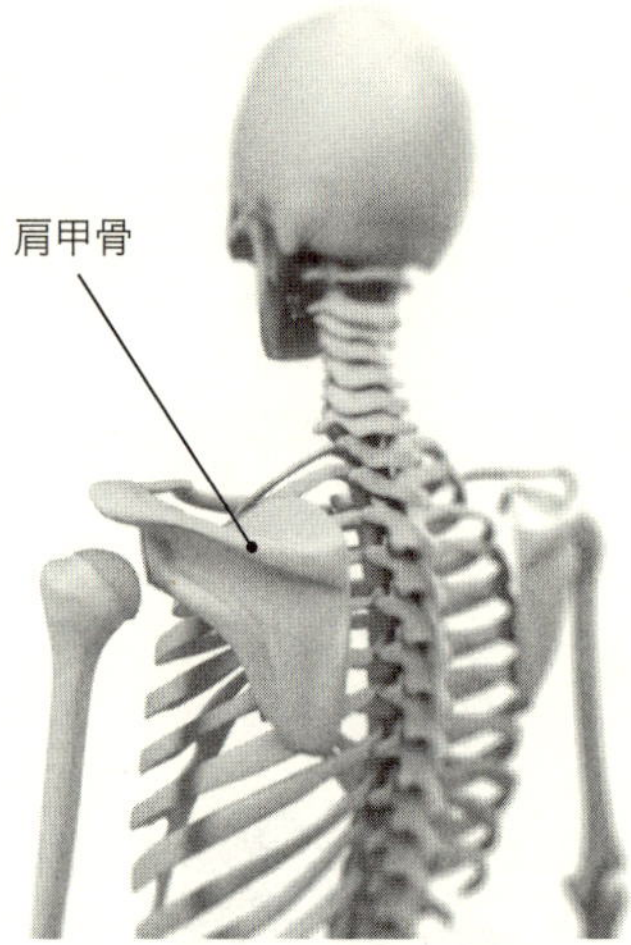

難しいメカニズムの説明は、後述することにして、ものすごくわかりやすくいえば、肩甲骨を下げれば、首がまっすぐ持ち上げられ、それに連動して下アゴが引かれます。

まるで腹話術の人形のように、肩甲骨をキュッと下げれば、下アゴがキュッと引かれる。だから肩甲骨を攻めることが小顔への一番の早道なのです。

「首が長くなる＝顔が小さくなる」ということです

小顔を実現するためには、首まわり、アゴまわりの筋肉をしなやかに伸びる質のいい筋肉にすることも不可欠です。

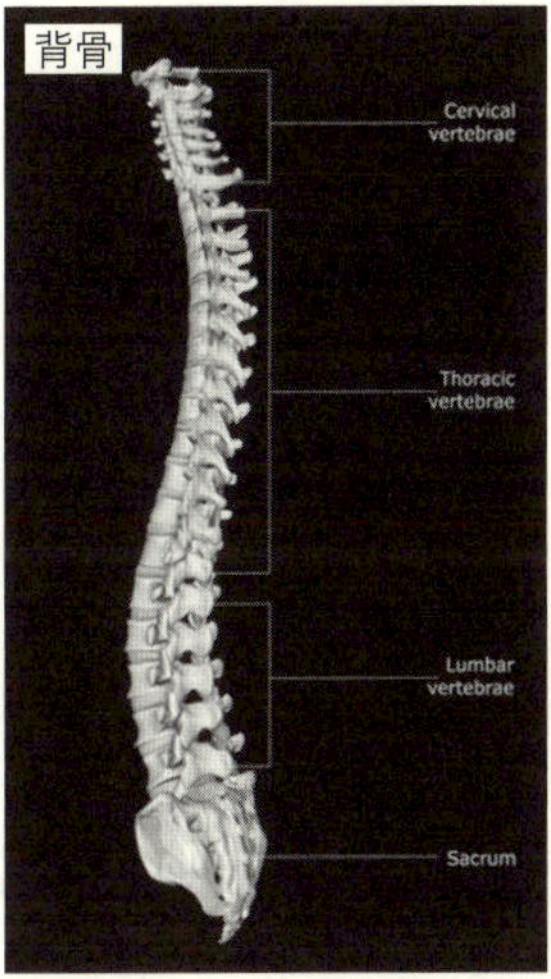

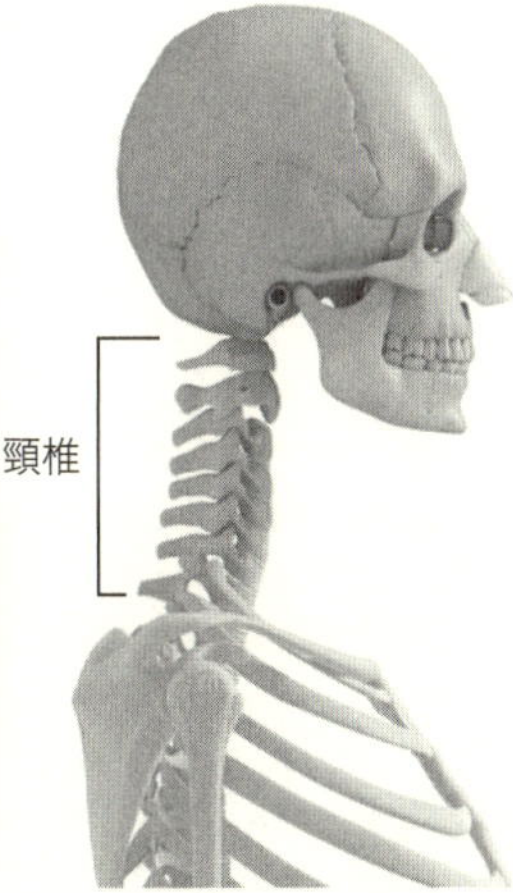

首のまわりの筋肉が縦に伸びると、首の頸椎《けいつい》の関節づまりが解消されます。積み木の積み方が正しいものになるわけです。

頸椎とは背骨（脊柱《せきちゅう》）の首の部分を指します。背骨は33個の椎骨《ついこつ》と呼ばれる小さな骨がつらなってできていますが、椎骨どうしをつなげているのが、脊柱起立《せきちゅうきりつ》筋《きん》という筋肉。これはしなやかに伸びる縦筋です。

この脊椎起立筋は背骨の椎骨を守りながら首の後ろを通って頭がい骨にまでつながっています。

脊柱起立筋が柔軟に伸びて頸椎の位置

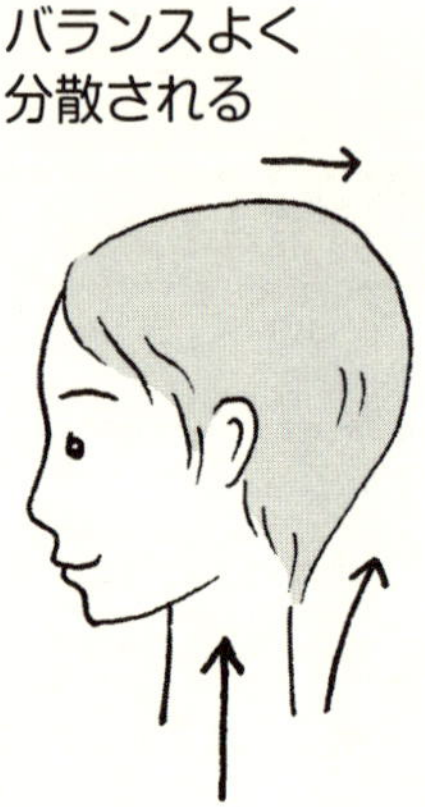

を正しく整えると、首がよく回るようになります。首から肩に広がって背骨の上にも走っている僧帽筋《そうぼうきん》は、猫背などで首が回らなくなると硬くなります。

首がよく回るようになると、僧帽筋がやわらかい弾力を取り戻して、首はまっすぐに持ち上げられ、顔の血液やリンパの流れ、神経の伝達もよくなります。

頸椎の詰まりがとれ首のまわりがほぐれると、当然、首はスッキリと細く長く縦に持ち上げられます。

首まわりの筋肉も伸びて、たるみやシワも消えるのです。

それに、首がよく回れば、頑固な首のこりや肩こりもなくなっていきます。

そして首を細くまっすぐにすると、首が斜めになることで崩れていた顔が、正しい位置に持ち上がり小さくなります。

つまり、まっすぐな首で顔と頭を持ち上げると、顔面側と後頭部にバランスよく分散されるのです。

顔側にだれていた肉がキュッと締まり、後頭部が形よく出てくるイメージです。これが、わたしが日ごろから口にしている「首が細く長くなれば、顔が小さくなる」の要因でもあるのです。

「頭がい骨」は動く！

え？　ちょっと待って、後頭部が出るというけど、頭がい骨って形が変わったりするの？

前項の説明で、不思議に思った方もいるでしょう。

そうです。首が細く長くなるということは顔が小さくなるだけでなく、頭の形にもよい影響があらわれるのです。

神経組織が集中している脳は最も大切な器官ですから、固い頭がい骨によってガッチリとガードされています。みなさんのなかには、頭がい骨は球体のひとつの骨だと思っている人もいるのではないでしょうか。だから動くはずがないと。

　頭がい骨は28個の骨が縫合《ほうごう》されてつくられています。そのうち、脳の部分を包んでいるのが8個、顔の骨格にかかわっているのが14個です。ちなみに、残りの6個は側《そく》頭骨《とうこつ》の内側にある耳小骨《じしょうこつ》です。

　頭がい骨を構成する骨と骨は、ほとんど隙間のない形で接合されています。しかし、ピッタリとくっついているわけではありません。だから、動くのです。動くということは、頭の形も顔の形も変わるということ。

　頭がい骨は動くというと、驚かれるのも無理はありません。以前までは動かないということが常識でした。しかしここにきて頭がい骨は動くということが認識され始めています。

　頭がい骨を動かすのはそれぞれの骨の周辺にある筋肉です。全身の体の骨や筋肉が立体的に発達していて、本来の働きをしていれば、頭がい骨も立体的な形に保たれます。

　頭も顔の形も引き締まって横に広がらず縦長に細く、整ったものになるのです。頭の後頭部も形よく出てきます。

しかし、とくに首の骨にゆがみやズレがあると、まっすぐに頭がい骨をキープするために重要な筋肉が、十分に働けなくなります。そのため、頭がい骨がゆがんだ方向に動いてしまい、頭や顔の形が崩れるのです。

「顔が大きいのは、骨格がそうなっているのだから、しかたがない」と考えている人がいるかもしれませんが、そんなことはないんです。

側頭筋《そくとうきん》、鼻根《びこん》筋や前頭《ぜんとう》筋、脊柱起立筋などの働きによって、頭がい骨は上に引き上げられ、また、後ろに引っ張られて、細くて立体的な頭の形に変わるのです。

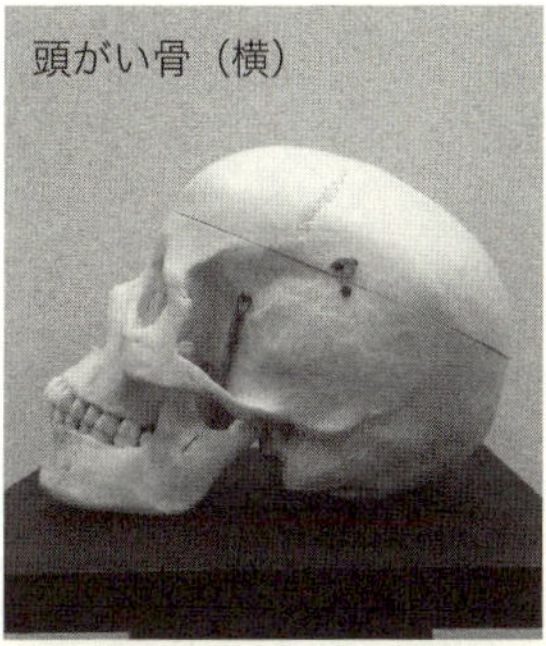
頭がい骨（横）

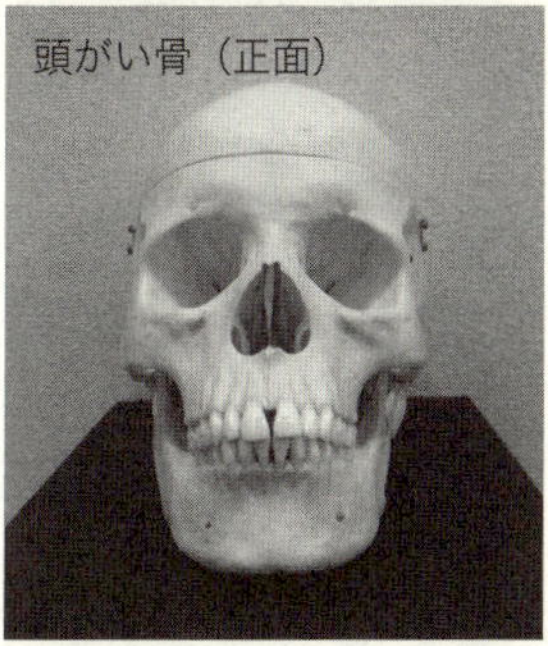
頭がい骨（正面）

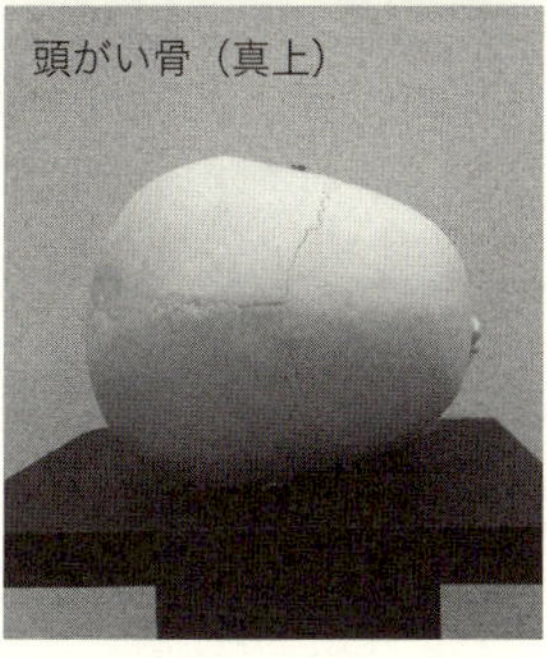
頭がい骨（真上）

横に広い扁平な形ではなく、後頭部がきちんと後ろに引けた形になる。頭がい骨の側頭骨はアゴまわり首まわりの筋肉とつながっていますから、その骨格も変化して、大きな幅広い顔も、細面の小顔になっていきます。

日本人は首が座っていない赤ちゃんの頃から仰向けに寝させることが多いためか、後頭部が扁平で横に広がった頭の形になりがちです。欧米人の頭が立体的なのと対照的といえますね。本書で紹介する一連のエクササイズは、〝憧れ〟の欧米人のような頭の形をあなたが実現するものでもあるのです。

〝動いて〟形が悪くなった頭がい骨なのですから、今度は目的を持って、意識的に〝動かして〟きれいな形にすればいいのです。あきらめる必要なんて、ぜんぜん、ありませんよ！

頭がい骨を動かす筋肉のお話

頭がい骨は動く。前述の話に驚いた方もいらっしゃると思いますが、骨は筋肉にす

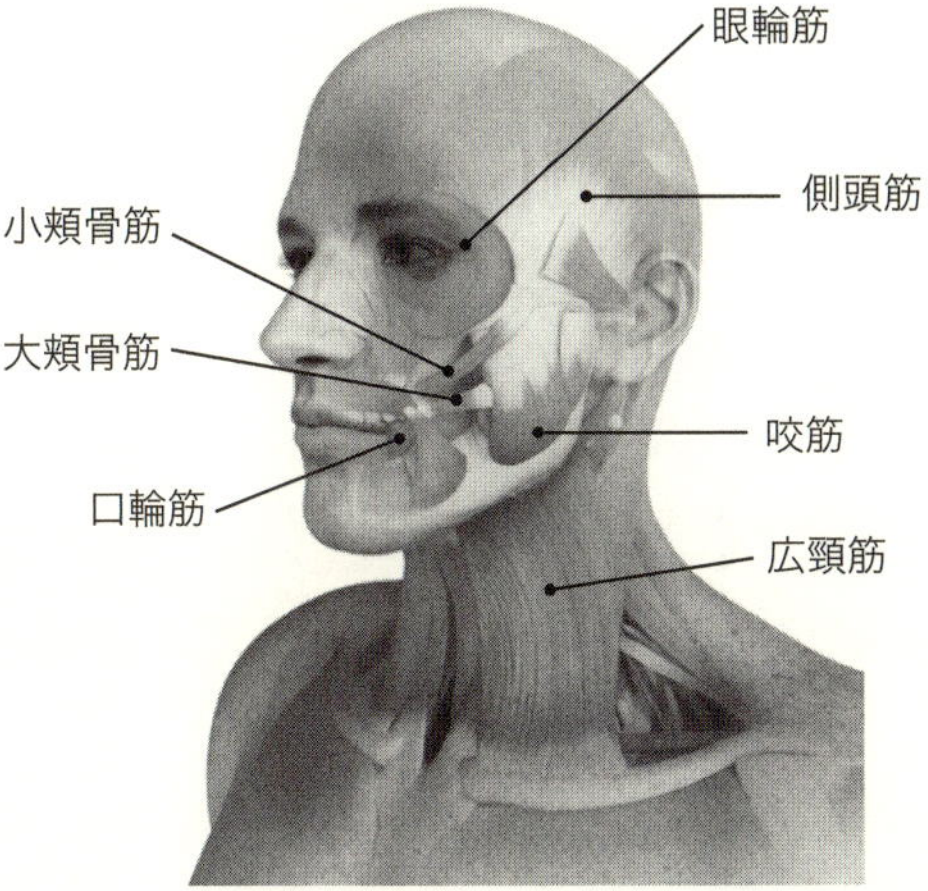

べてつながっているのですから、筋肉を動かせば骨は動くのです。

　頭がい骨はいくつかのピースからなっていて、そのピースは生涯動き続けます。たとえば、頭の頂上には〝百会《ひゃくえ》〟という部位があります。ここは赤ちゃんのときはぺこぺこと柔らかいのですが、大人になるに従って締まってきます。ただ、完全に塞がるわけではありません。すき間を残したまま、脳の発達とともに徐々にふさがり、ジグザグのラインで縫合されます。

　頭がい骨を囲む筋肉は表面の筋肉とその下にある筋肉に分かれています。

顔を正面から見ると、上から前頭筋、皺眉《しゅうび》筋、眼輪《がんりん》筋、鼻根筋、小頬骨《しょうきょうこつ》筋、大頬骨《だいきょうこつ》筋、上唇拳《じょうしんきょ》筋、口輪筋《こうりんきん》、下唇下制《かしんかせい》筋、口角下制《こうかくかせい》筋、オトガイ筋などがあります。

横から見ると、側頭筋、顎二腹《がくにふく》筋、咬《こう》筋、茎突舌骨《けいとつぜっこつ》筋……などの筋肉が頭がい骨を囲んでいます。

これらの筋肉のなかには腱のように強くて丈夫な筋肉もあります。

これらの筋肉が動き出すと、頭がい骨、首、上半身、下半身へと連動して、縦に伸び引き締まった全身の筋肉ができあがります。

そして小顔もつくられるというわけなのです。

高い鼻と形のいい頭、どちらも手に入るんです！

フランスの哲学者パスカルは有名な言葉を残しています。

「クレオパトラの鼻がもう少し低かったら（原文では「短かったら」）、大地の全表面は変わっていただろう」。

この言葉、一般には、絶世の美女とうたわれたクレオパトラの鼻が少し低く、それほどまでの美貌でなかったなら、カエサル（シーザー）やアントニウスも彼女の虜になることはなく、世界の歴史は変わっていただろう、という意味にとられています。もっとも、鼻が高いか、低いか（長いか、短いか）は欧米では美醜を判断するものではないため、これはクレオパトラの美しさについて触れた言葉ではない、というのが現在では通説となっているようです。

どちらにしても、少なくとも、日本人にとっては「少し高い鼻」は憧れでしょう。しかし、鼻についても「生まれつきのもので、いまさら高くなんかなりっこない」と思っていませんか？

ところが、頭と顔の形が変わったら、鼻も高くなるのです。

頭と顔の形を変えるのは、おもに頭の側頭部にある側頭筋や鎖骨と胸骨から首に走っている胸《きょう》鎖《さ》乳《にゅう》突《とつ》筋（45ページ参照）という縦に伸びる筋肉です。これらをわたしは〝縦筋《たてきん》〟と呼んでいます。

Part3やPart4で紹介するエクササイズによって肩甲骨を下げ首を細く伸

＜骨と筋肉が連携して頭がい骨が変わる！＞

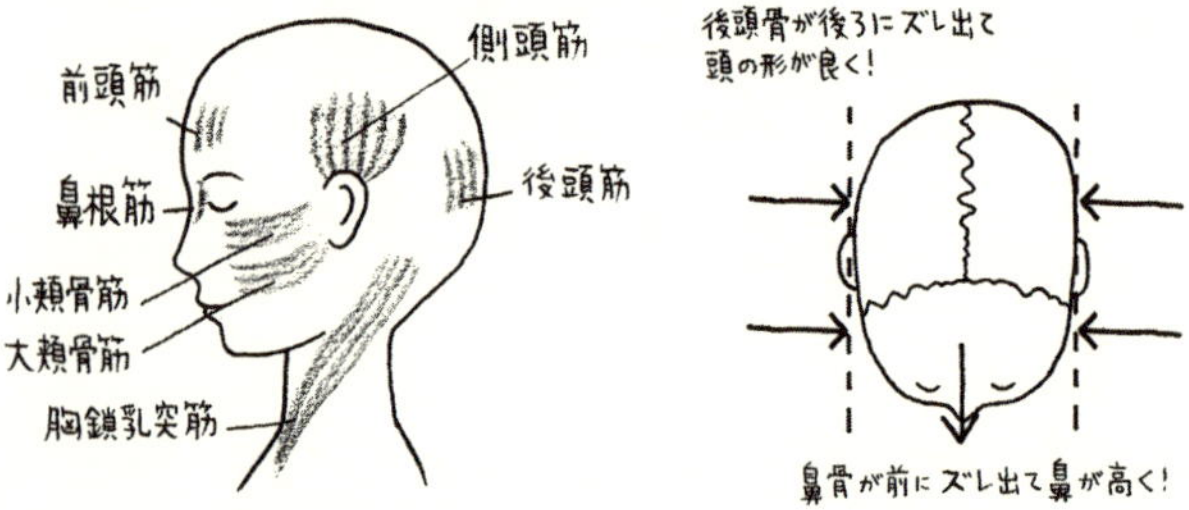

ばしていくと、縦筋が発達してくるのです。

縦筋のひとつである側頭筋はイチョウの葉のような形をしていて、頭がい骨を左右から持ち上げて引き締めます。その結果、鼻骨が前に出てきて鼻が高くなり、後頭骨が後ろに出て後頭部の形がよくなります。

さらに、鼻骨が前に出ると、頬にある小頬骨筋、大頬骨筋などもズレて、頬を後方に引っ張って引き締める働きをしますから、鼻の高さをさらに印象づけることに一役買うことになります。

顔全体の筋肉が後ろに引かれますから、おでこの形もきれいになり、シワも伸びて溌剌《はつらつ》とした聡明な表情になります。顔の比率も変わってきます。

理想的な顔の比率は、「おでこ（額）」対「眉から鼻まで」対「鼻からアゴ」が「1」対「1」対「1」だといわれています。この「黄金比」に近づいていくのです。

鼻骨が前に出ることと連動して、後頭部もきれいに後ろに張り出します。ゴムボールを左右から押さえると、球体ではなく、前後に伸びた形になりますね。側頭筋が左右から働くと、骨も動いて、ちょうどそれと同じことが起こるのです。

「小顔づくりにトライすると、ほかにもいっぱい〝いいこと〟がついてくるみたい！」まさにそのとおり。繰り返しになりますが、骨は連動していますから、いいことがいくつも起きて当然なんですよ！

小顔のキーワード「アゴ」「舌」「肩甲骨」の関係

小顔をつくるうえで重要なのがアゴ、舌、肩甲骨、胸骨《きょうこつ》です。少し難しいですが、なぜ「アゴを引く」と小顔になるのかという理解をさらに深めるために、これらのお

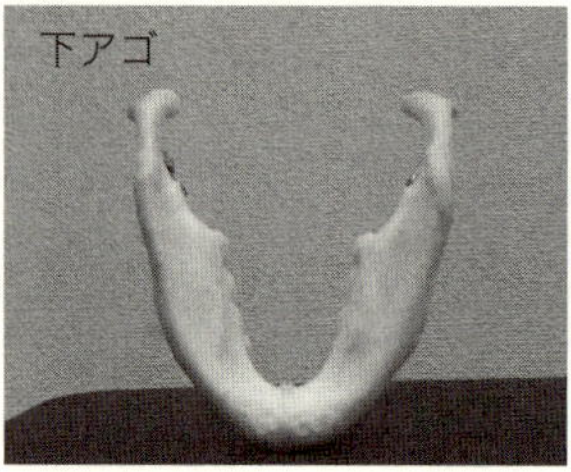

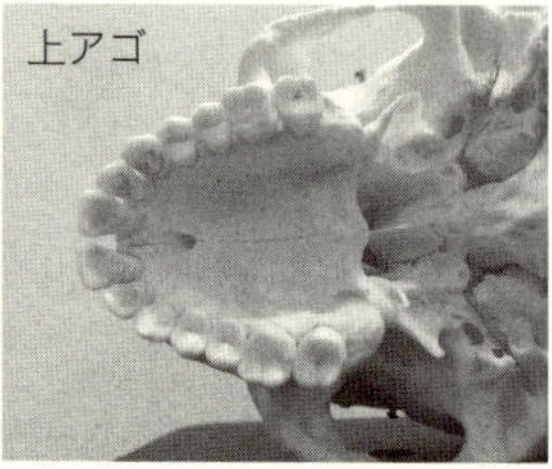

話を少ししましょう。

アゴは次のような構造になっています。上アゴはひとつのつながった骨ではなく、真ん中に縫合があって左右ふたつに分かれています。

上アゴと下アゴはしっかりつながっていると思っているかもしれませんが、じつはそうではなく、下アゴは細い腱状の筋肉で上アゴと連動し、ぶら下がっている状態になっています。そのため非常に動きやすく、下アゴを後ろに引くことができるのです。

ここでもっとも重要なポイントになるのが舌骨《ぜっこつ》（下アゴと咽頭のあいだにあるU字形の骨）です。

舌と顔の大きさがかかわっているなんて、怪訝《けげん》に思う人がいるかもしれませんね。しかし、アゴの周囲には「舌」と関連の深い筋肉がたくさんあります。

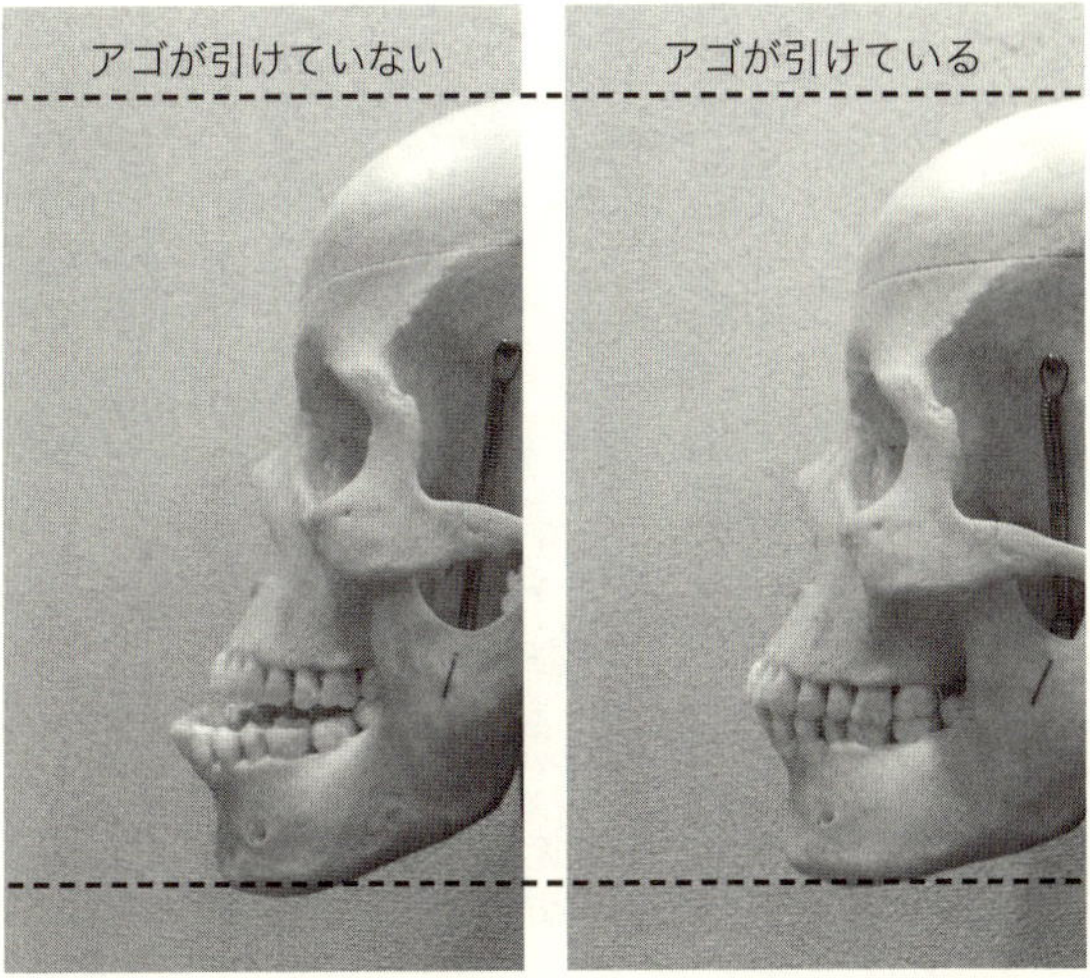

下アゴの骨の下を覆うようについている顎舌骨《がくぜっこつ》筋や顎二腹筋は、下アゴを後ろに引く動きや舌骨を上にあげる動きをしています。

肩甲骨の上部から舌骨体に伸びている肩甲舌骨《けんこうぜっこつ》筋は、舌骨を後方に引く作用を担っています。また、顎二腹筋の後ろ側に沿って舌骨にいたるのが茎突舌骨筋ですが、舌骨を上に引いたり、後ろに引いたりする働きをしているのがこの筋肉です。

耳慣れない筋肉の名称をあげたので、戸惑っている人もいると思いますが、ここではアゴの周辺にはさまざまな筋肉が

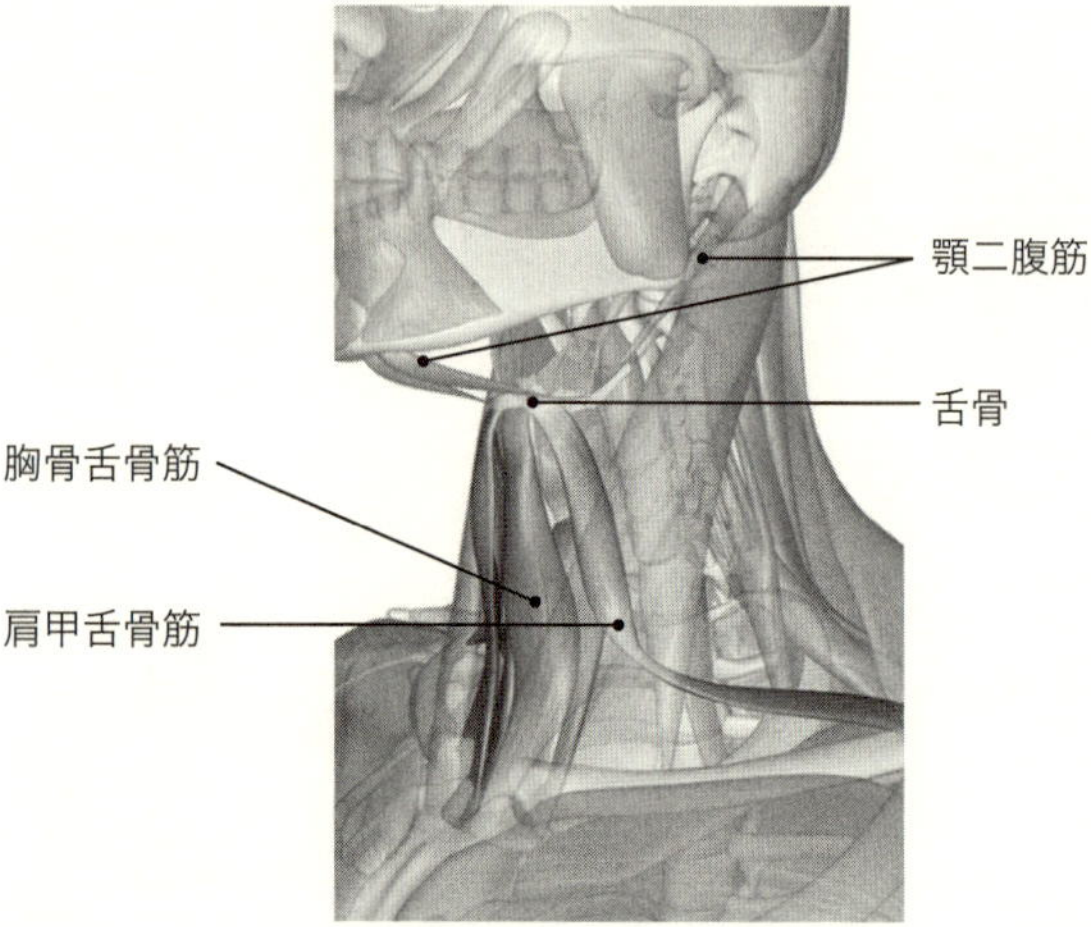

あり、舌とも関連していて、それらはアゴの位置にも影響を与えているのだ、ということを頭に入れておいてください。

肩甲骨と顔の大きさとの関係については、すでにお話ししましたが、もうひとつ重要なことがあります。それは、いまあげたアゴまわりの筋肉は、じつは肩甲骨とつながっている、ということです。

つまり、アゴまわりの筋肉や胸骨につながる胸骨舌骨《きょうこつぜっこつ》筋などの縦筋がしっかり上に伸びるようになると、肩甲骨は自然に下がって正しい位置に整うのです。

その波及効果については「肩甲骨を攻めなさい」の項で説明したとおり。結果的に

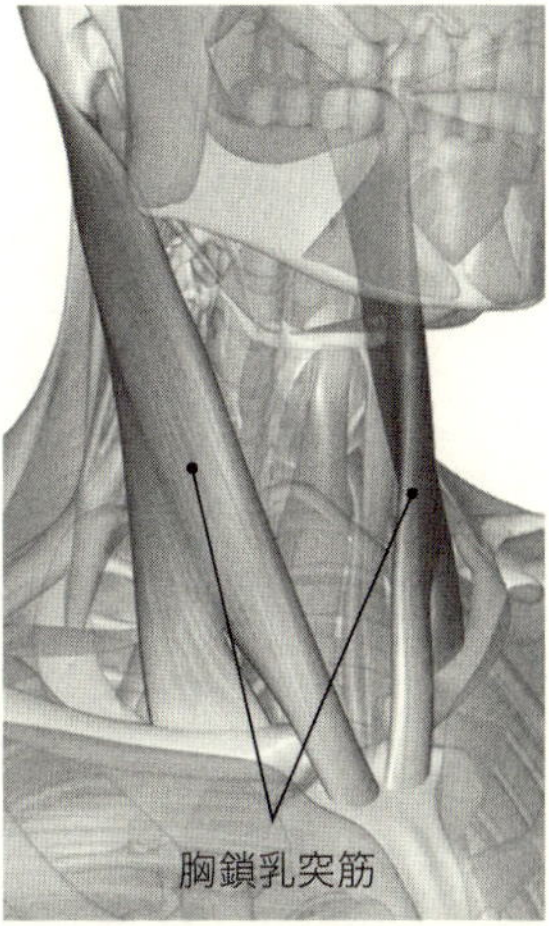

アゴが引かれて、顔が小さくなります。

その際、パワーを発揮してくれるのが胸《きょう》鎖《さ》乳突《にゅうとつ》筋という縦筋です。

胸鎖乳突筋とは、その名のとおり、胸骨と鎖骨から始まり、側頭骨の乳様突起（及び後頭骨）まで走る筋肉。

つまり胸鎖乳突筋がしっかり伸びると、首は細く長くなり、また後頭部が後ろに引けるようになるわけです。後頭部が後ろに引けると、それと連動してアゴも引き上げられて後ろに引けます。逆に、ゆるむと後頭部が後ろに引かれませんからアゴが落ちて前に出るのです。

アゴが落ちて前に出れば、顔太り、頬太りにもなりますし、アゴまわりにも余分な肉や脂肪がついて二重アゴや首太りの原因にもなります。

〝猫背〟を直したら、小顔になった！

肩甲骨を下げることは、骨格にも筋肉にも働きかけて、肩こり、首こり、猫背を防ぎ、小顔をつくる最も効果的な方法です。ただし、すでにいま猫背だという人はいきなり肩甲骨を下げようとしても、なかなか下がりません。

猫背のために、肩関節や肩甲骨まわりの筋肉が硬くなったり、前述した脊柱起立筋が硬くなってしまっていたりするからです。

まず、肩甲骨がある上半身の関節や筋肉がしなやかに動くようにしてあげることが大切です。そのためのポイントはじつは〝下〟から攻めることです。下半身の骨盤、股関節のズレやゆがみを直して、正しい位置に整える。

下半身のゆがみをとり、シンメトリー（左右対称）にすることで、上半身もほぐれて動きやすくなり、肩甲骨を攻めやすくなるのです。

また、関節や筋肉を動かすために効果があるのが、手足の末端をほぐすことです。Ｐａｒｔ３で紹介する「ゆび回し」などで手足の指をほぐしていくと、肩関節や股関節もほぐれやすくなります。末端から中心へ。これも、ぜひ、覚えておいていただきたい重要なポイントですね。

肩関節、股関節の動きがよくなれば、背骨もほぐれて全身の筋肉の動きもよくなります。そうなったら、肩甲骨を下げるのも、もう、難しくない！

背骨や下半身を整えると同時に、末端からもほぐしていく。その組み合わせで猫背は直りますし、肩甲骨も下がるようになり、首も伸び小顔に近づいていくのです。

実際、「猫背を直したい」とわたしのサロンに通われるようになって、「あれっ、顔がこんなに小さくなっちゃった」という人がたくさんいらっしゃいます。

〝いい姿勢〟とは〝気をつけ〟の姿勢ではありません

小顔づくりにとって姿勢が大切だということはすでにお話ししました。ところで、「姿勢をよくしなさい」といわれたら、あなたはどんな姿勢をとりますか？

いわゆる、〝気をつけ〟の姿勢をとる人が少なくないと思うのです。小学生の頃から、「気をつけ」「前にならえ」を繰り返し教えられてきたことの名残でしょうか。「よい姿勢〜」といわれると、なかば反射的にその姿勢をとってしまう。

そこに大きな誤解があります。実際にその姿勢をとってみると実感できると思いますが、けっこういろいろなところに力が入り、そのままキープするのが難しいものです。「肩が張っている」「背中や腰に余計な力が入ってる」……そんな感じがしませんか？だいいち、長い時間その姿勢をとり続けようとしても、きつくてとてもできるものではありません。

あまりわかりやすい表現ではないかもしれませんが、どこか、しゃちほこばっている、角張っているのが「気をつけ」の姿勢だといえるのではないでしょうか。

姿勢は顔形にも反映します。角張った姿勢をとっていると、顔も角張ったものになってくるのです。

本当の「よい姿勢」は、美しく、しなやかで疲れていない印象を与えるものです。

肩甲骨が下がった美しい背中。そんな〝背中美人〟をつくるのがよい姿勢です。

美しいよい姿勢は縦筋を発達させます。前述したように顔のまわりにはいくつもの縦筋が走っています。側頭筋、後頭筋、前頭筋、鼻根筋、小頬骨筋、大頬骨筋……などですね。胸鎖乳突筋も縦筋です。

発達したそれらの縦筋が相乗的に働くことで、顔の骨が上に引き上げられ、後頭部の骨が後ろにズレ出てきます。それにともなって、おでこ（前頭骨）も上がり、アゴも後ろに引かれて、下ぶくれや横に広がった顔が変化し、立体的でほっそりした小顔が誕生するのです。

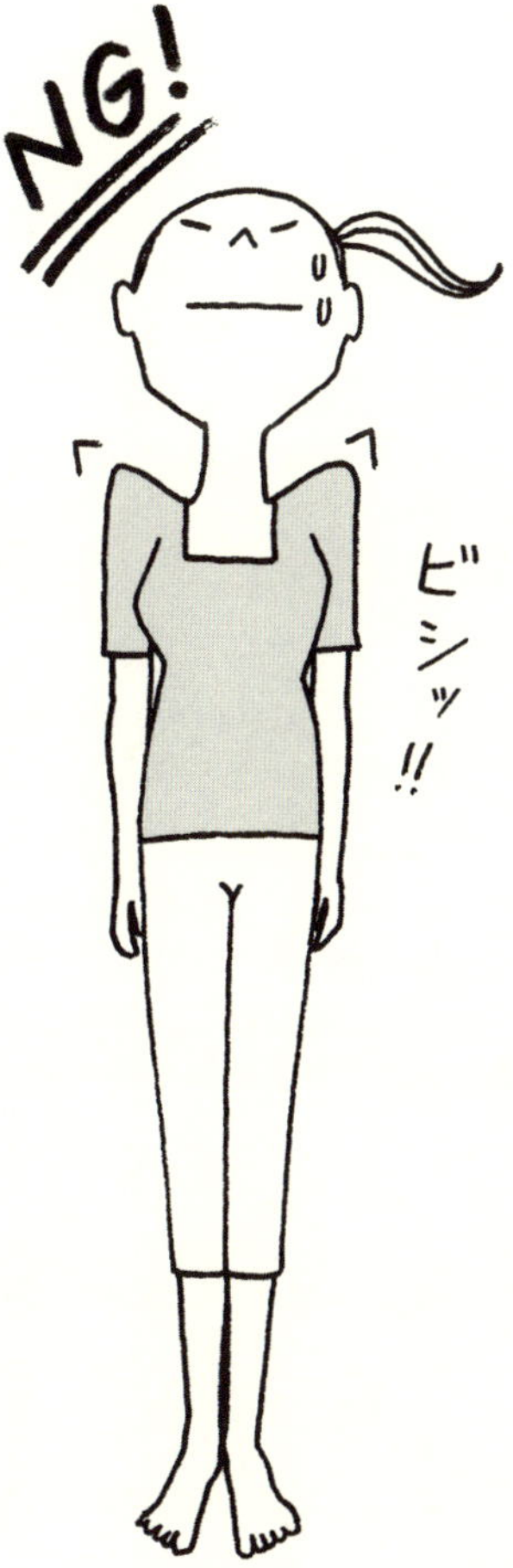

股関節を整えたら、小顔づくりのスピードが倍増する！

顔の大きさと股関節には深いかかわりがある。そういっても、首を傾げる人が少なくないかもしれませんね。

「だって、股関節って下半身でしょ？　それが顔の大きさと、いったいどうかかわっているの？」

順を追って説明していきましょう。股関節はご存じのように、大腿骨《だいたいこつ》のつけ根にある球関節です。下半身の大腿骨は股関節を介して骨盤と結合しています。上半身の重みを下半身に伝えるのが股関節といってもいいと思います。

股関節が正しく整っていれば、下半身は上半身の重みをバランスよく受けとめることができます。ところが、股関節がゆがんでいると、伝わる重みのバランスが崩れますから、下半身に余計な負担がかかることになって、脚の骨にもゆがみやズレが起きてきます。

今回のテーマとは外れるので詳しい説明は省きますが、X脚やO脚、XO脚といっ

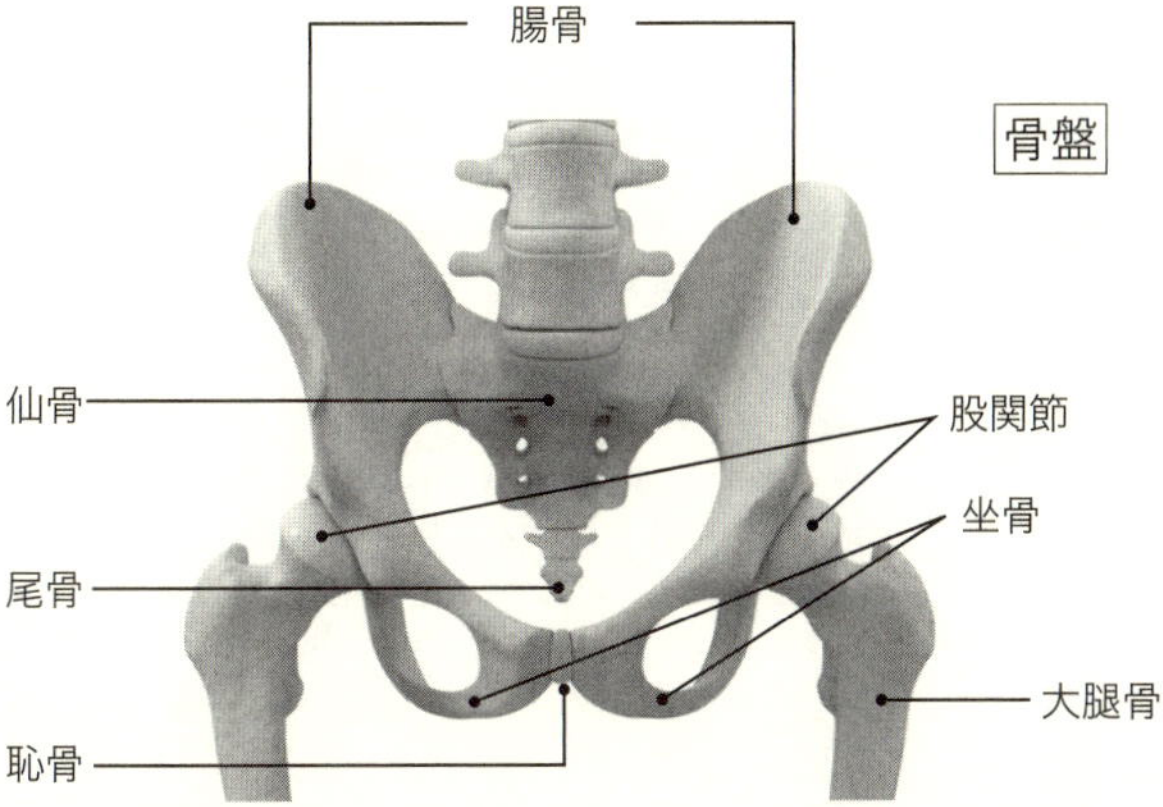

た脚の曲がりや太い脚も、四角いお尻やいわゆる出っ尻も、じつは股関節のゆがみが原因になっています。

股関節のゆがみは上半身の顔にも影響を与えます。股関節とつながっている骨盤は、ダイレクトに影響を受けることになります。骨盤はひとつの骨ではなく、5つの骨が組み合わさってできています。腸骨《ちょうこつ》、仙骨《せんこつ》、尾骨《びこつ》、恥骨《ちこつ》、坐骨《ざこつ》がそれです。

骨盤の真ん中にある仙骨は脊椎（背骨）の下部にあり、関節（仙腸関節）で腸骨とつながり、背骨の上部は頸椎（首の骨）であり、さらに頸椎は頭がい骨を支えていますから、骨盤のゆがみによる影響はそれらすべての骨にも及ぶことになります。

股関節のゆがみが骨盤のズレをもたらし、脊椎や頸椎の前傾につながっていく。それが肩甲骨を盛り上げ、下アゴを前に出し、大きな顔をつくり出している。なんだか〝長い道のり〟のようですが、すべてがつながっているため、ひとつをあらため、整えたら、一挙に改善に向かうということも、ぜひ、理解してくださいね。

股関節を整えることで、そうした〝悪循環〟のもとが断たれます。脚はまっすぐ伸び、関節の隙間も広がって長くなり、両脚にもバランスよく重みがかかるようになって、筋肉の負荷が減り、細くなるのです。

顔そのものが小さくなるのに加えて、脚がスラリと伸びて長くなったら、見た目の顔はさらに小さく感じられるようになります。まさに〝相乗効果〟ですね。

小顔づくりに取り組んだら、胸が大きくなった！

小顔づくりのエクササイズに取り組み、すばらしい成果をあげている人たちから、よく聞かれるのがこんな言葉です。

「なんだか、胸が大きくなった！」

実際AカップからDカップにサイズアップした人もいらっしゃいます。もちろん、バストの大きさにはホルモンが関係していますから、小顔の人はすべてバストが豊かだとはかぎりませんが、少なくとも、次のようなことはいえると思います。

本書で紹介する方法で小顔になると、肩まわりや背中の周辺、腕まわり、腰まわり、脚についていた余分な脂肪やセルライトがなくなります。別の言い方をすれば、そうした余った脂肪やセルライトをヒップやバストに集めて整理するエクササイズをすることで、さらに小顔がつくられていくのです。

脂肪はもともとヒップやバストに集まってきて、そこに蓄積されるようなメカニズムになっています。小顔づくりのエクササイズによって、余計なところについていた脂肪が、本来つくべきところにつく。そのため、バストは〝本来の大きさ〟を取り戻すことができるのです。

また、小顔づくりでは姿勢を正すことが必須条件です。つまり、エクササイズを通して、前のめりの姿勢から、背中、首、頭までがまっすぐに伸びた姿勢に変わるのです。前のめりの姿勢ではバストが下がってくるのは必然。しかも、前にツンと出るのではなく、横に広がってしまいます。

前のめりの姿勢になっているときは、首の後ろから肩や背中に広がっている僧帽筋に負荷がかかるため、筋肉が硬くなって、盛り上がってきます。それがさらに前首や〝前肩《まえかた》〟(横から見ると肩が前に出ている)を促進させるのですが、エクササイズで僧帽筋に刺激を与えると、そこがほぐれて筋肉も薄くなってきます。首、肩、背中の負担が軽減され、肩甲骨も下がり姿勢はスッと伸びるのです。

それだけでもバストの位置は上がりますし、エクササイズでバストを吊り上げている胸鎖乳突筋も鍛えられますから、バストアップは加速され、横に広がっていたバストが中央に寄ってきます。

もうひとつのうれしい変化は、アンダーバストが細くなること。アンダーバストが太いのは余計な脂肪、ぜい肉がついているからだと思っている人が少なくありません。

しかし、それは誤解。アンダーバストの太さを決めるのは、じつは肋骨《ろっこつ》なのです。

肋骨が下がって横に開くとアンダーバストは太くなります。なぜ、肋骨は下がるの

＜猫背とバストアップとウエストくびれの関係＞

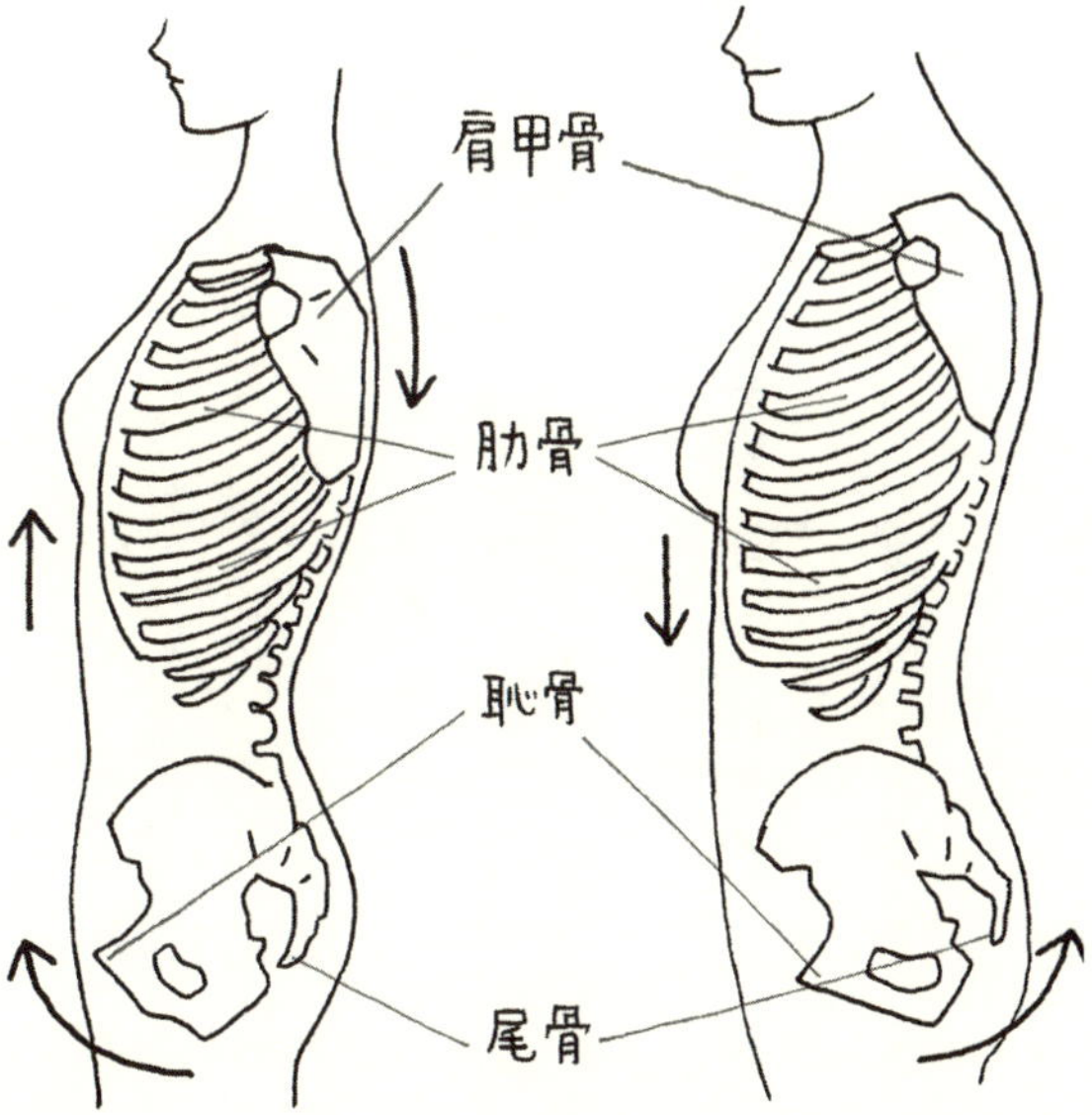

【姿勢を整えると】

・バストアップ！
・ウエストがくびれる
・ピップアップ

【姿勢が悪いと】

・バストが下がる
・ウエストがなくなる
・お尻が垂れる

か？　これも姿勢と関係しています。猫背などで背骨がゆがんだり、縮まったりしているると、肋骨は下がってくるのです。

小顔づくりのエクササイズは、前首も猫背もまっすぐに直します。また、肩甲骨を下げます。肋骨と肩甲骨には相互作用があって、肩甲骨が下がると肋骨が上がる、肩甲骨が上がると肋骨が下がるのです。エクササイズの肋骨を上げる効果は抜群です。

そこで、自然にアンダーバストは細くなる、というわけです。

バストが本来の大きさを取り戻し、上に引き上げられて、アンダーバストが細くなる。つまり、きれいなバストラインが手に入り、ウエストもくびれるということです。

目指せ！〝天然のネックレス〟

みなさんは「天然のネックレス」という言葉を聞いたことがありますか？　鎖骨の内側から首にかけてできる美しい「V字」のライン。それが天然のネックレスです。

胸元に描かれるクッキリとしたVラインは、体にゆがみがないこと、体の左右が対称になった美しい体型であることを証明しています。Vラインが浮き出るのは、胸鎖乳突筋や首、アゴの周囲の筋肉が発達していて、しなやかに働いているから。筋肉がゆるんでいると、このラインは見えません。

つまり、Vラインができているということは、小顔をつくるための筋肉が万全の働きをしているということ、いえ、すでに小顔があなたのものになっている、といっていいかもしれませんね。

引き締まった小さな顔とその下のVラインは、エクササイズを実践し自分の努力で手に入れた一段階レベルアップした美しさの象徴です。

アイドルの笑顔はなぜ〝ニッコリ〟かわいいのか

素敵な人、魅力的な人の条件は何？　そう聞かれたら、さて、どんな答えが返ってくるでしょうか。わたしはこんな回答がいちばん多いのではないか、と思っています。

「笑顔が美しい人、笑顔がかわいい人」

自然にこぼれるニッコリ笑顔。周囲の誰をも心地よくさせる笑顔。じつはそんな笑顔と小顔には切っても切れない関係があるのです。さて、ここでちょっと笑顔をしてみてください。

うまくできましたか？　顔が引きつる感じがしたり、シワができたりして、うまくいかないという人はいなかったでしょうか。その原因は、首や肩、背中に必要以上に力が入ってしまっていること。

自然なニッコリ笑顔ができる人は、首がまっすぐに伸び、肩も後ろに引けて、肩甲骨も下がっています。ためしに、背中をゆったりさせ肩甲骨を下げるイメージで微笑んでみましょう。「あれっ、うまくできちゃった！」となるはず。

ニッコリ笑顔のポイントはアゴにあります。そう、下アゴが引けているかどうか。そこにすべてかかっているといってもいいですね。下アゴが後ろに引けていると、口角が上がり、筋肉を動かすことを意識しなくても、前の歯がきれいにのぞく笑顔になります。

もう、お気づきでしょう？　下アゴが後ろに引けるのは、小顔づくりのポイントですよね。ニッコリ笑顔もまったく同じ。つまり、自然な笑顔ができるようになることは、そのまま小顔になることにつながっているのです。

首の後ろ、肩の後ろ、肩甲骨を中心とした肩のあたりの筋肉がしなやかで、リラックスしていると、首が伸び、肩が後ろに引け、肩甲骨も下がって、〝きれいバック（背中）〟が実現し、小顔になり、笑顔も魅力的なものになる、というわけです。

いかがですか、小顔アイドルの笑顔が自然でとってもチャーミングな理由、「わかった！」でしょ？

〝ポジティブ思考〟が小顔をつくる！

笑顔とともにもうひとつ、小顔と深いかかわりがあるのが「ポジティブ思考」です。

いつも内向きな考え方になってしまう、どうしても心が前向きになれない……という人が少なくないようですが、それも「小顔」とつながっているのです。

もう一度、小顔づくりの要素を思い起こしてみてください。前首が改善されて首がまっすぐ立って伸びている、前肩が改善されて肩が後ろに引けている、猫背が解消している、背中がゆったりリラックスしている……。

それらの状態がキープされていたら、胸が広がって酸素がいっぱい入ってきます。全身の血流がきれいになりますから、体調もアップし、脳にも十分な血液が送り込まれて、頭が冴えてきます。〝体元気〟〝頭スッキリ〟になったら、落ち込んだ気分も、暗い気持ちも、吹き飛んでしまうのではありませんか?

まっすぐ伸びた首が重い頭もしっかり支えることができて、視線は上向きになり、表情も明るくなります。考え方もポジティブなものへと、変わっていくはずです。

小顔づくりは気持ちや発想まで変えるのです。仕事に対しても、プライベートな生活の場面でも、前向きに積極的になれる。そう、恋愛に対してだっていままでみたいに引っ込み思案ではなくなりますから、ゲットするチャンスが格段に広がります。

さあ、小顔づくりのポジティブ思考で、いい仕事、心軽やかな生活、素敵な恋……してくださいね!

小顔になれる！

顔の形・色も変わる！

— *Part 2* —

イヤリングがぶつかるほどのエラ張りさんが大変身

女性にとって（男性も同じかもしれませんが……）人生最大の晴れ舞台は、なんといってもブライダル、結婚式でしょう。思いっきり素敵に装いたい。誰もがそう思いますよね。そこに悩みもまたありそうです。

お姉さんの紹介でわたしのサロンに通うようになった保育士さんがいます。小さなお子さんのお世話をするのは大変です。不自然な態勢をとったり、偏って力を入れたり、といったことが日常茶飯事なのでしょう。

そんな仕事柄、彼女は体がゆがんでしまい、いつもだるさを感じていたといいます。結婚生活をスタートするにあたって、体調の悪さを心配されたのはお母さん。そのお母さんのすすめで、すでにお姉さんが通っていたわたしのサロンで、エクササイズに取り組み始めたというわけです。

めざましく変わったのは体型です。だるさがとれて体調がよくなったのはもちろんですが、それに加えて、バストが大きくなり、ウエストがキュンとくびれたのです。

左右にかかる重心のバランスも悪かったのですが、それも直って肩の高さがそろってきました。シンメトリーになった証拠ですね。

彼女が結婚式のために用意したのはマーメイドのドレスでした。すでにできあがっていたそのドレスに袖を通した彼女の口から飛び出したのはこんな言葉。「えっ、こんなにゆるかった⁉」。そう、ドレスを縫い直さなければいけないほど、彼女の体型はスリムできれいなボディラインに変わっていたのです。

いちばん驚いたのは、顔の大きさの変化でした。お色直しのためにと用意したイヤリングを、彼女は当初、つけるのをためらっていました。

エラが張っているため、大きなアクセサリーがぶつかってしまい、きれいにぶら下がらなかったからです。

このイヤリングをつけようかあきらめようか迷い

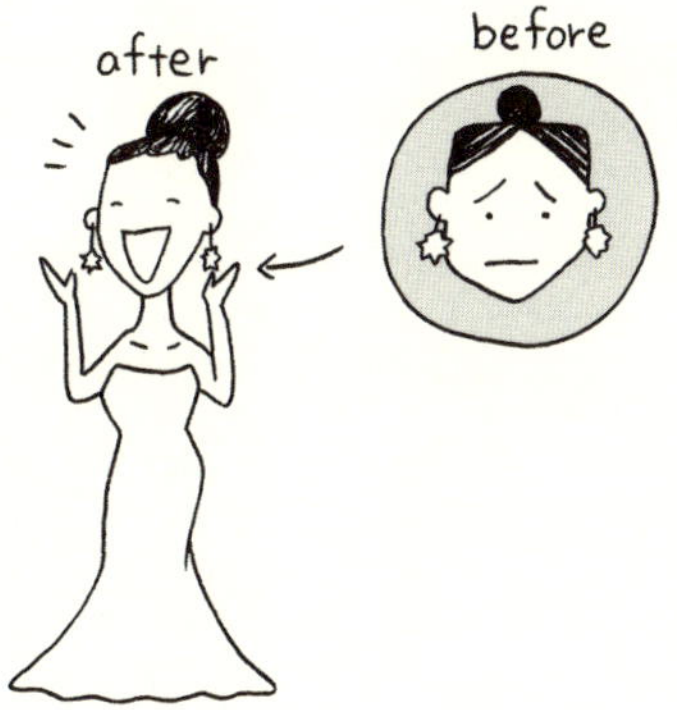

ながらつけてみた彼女はびっくり。アクセサリーは頬にもアゴにもぶつからずに、ストンとぶら下がったのです。それほど顔が小さくなっていたのです。

お気に入りのイヤリングをつけることができ、勇気のいるマーメイドのドレスも着られて、首まわりや背中も自信をもって出せてほんとうにうれしかったそうです。

そんな結婚式の報告をしてくれた彼女は、心からいっぱいの幸せを感じている様子でした。小顔は〝もっと素敵になる〟、そして〝もっと幸せになる〟可能性を広げるのです。

エラが張っている人は体も四角いものです

エラが張っている人にはボディにも共通した骨格的な特徴があります。いかり肩で前かがみの姿勢になっている、つまり、背骨のS字カーブが深く前のめりになっているのです。背中が広く、腰も四角く横に張り出しています。

首が前傾しているのも特徴。そのため顔が前方に出て下がり、頭がい骨のアゴの骨が前に出てきているのです。下アゴの先端の中央部にあるオトガイ筋も発達して、いっそうアゴが前に出た印象を与えます。下アゴの骨を支えている筋肉（腱）がゆるみやすいため、さらに前に出やすくなります。

ちなみに、このタイプの方は上アゴと下アゴのズレが大きくなると、骨のゆがみのため周辺の筋肉が弾力を失って硬くなり、アゴに痛みを感じたり、口が開かなくなったりする、顎関節症になりやすいため注意が必要です。

このようにエラ張り顔には骨格的なズレの問題、筋肉の問題があります。ですから、その一つひとつを解決していくことで、十分小顔になることは可能なのです。意欲的にエクササイズに取り組んでくださいね。

顔が長い人は胴体も長いものです

エラの張った四角い顔の悩みがあれば、一方では長い顔を気にしている人もいます。

じつは顔が長くなる、アゴが長くなってしまうのにはワケがあります。

ひとつは常にうつむき加減でいるということ。歩くとき、電車に乗っているとき、本を読むとき……下を向く機会が多いと、頭の重みもあってアゴが下がりやすくなります。それも長い顔、長いアゴになる一因といっていいでしょう。

しかも、最近は首を前に傾けた状態で、長時間パソコンを操作したり、スマホを使ったりすることが多くなっています。

また、日常生活で、アゴを上げ下げする縦の動きが多いと、どうしてもアゴのオトガイ筋が発達します。〝逞しい〟オトガイ筋も、見た目の顔の長さ、アゴの長さに影響を与えているのではないでしょうか。

また顔が長い人はたいてい胴体も長いというバランスになっています。首も脚もその人がもつ本来の長さが出ていません。ボディ全体がバランスよくなると、顔の長さ

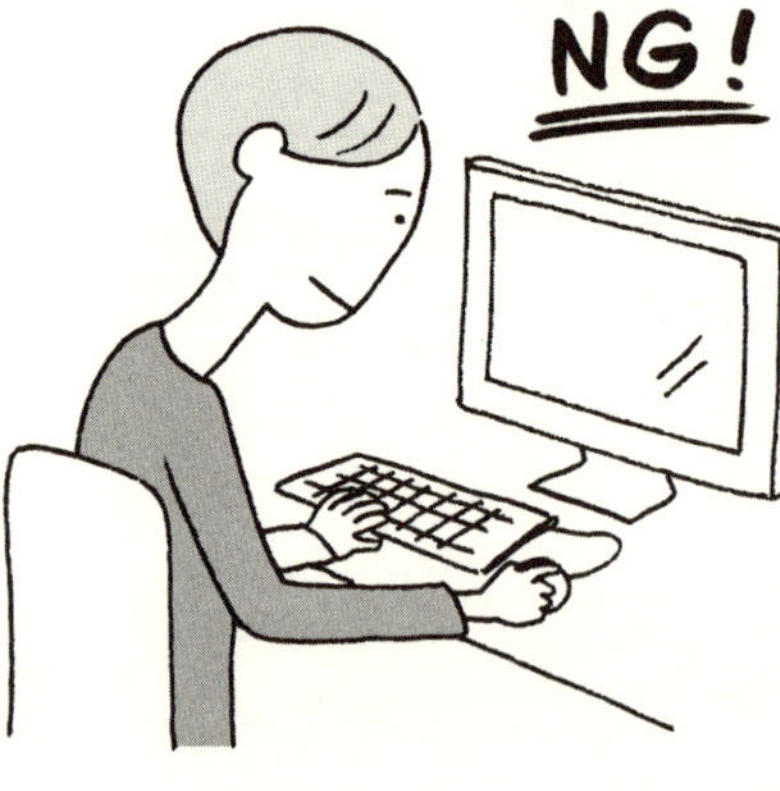

もその相互関係で短くなるから不思議です。

具体的に日常生活の習慣やクセをどのように変えたらいいかは、Ｐａｒｔ5にゆずりますが、顔の長さで悩んでいる人にもっとも効果があるのが、本書の小顔づくりです。

本書は、長い顔は変わらない……とあきらめかけていたあなたに必読の方法です。あきらめて下を向くとさらにアゴが長くなりますよ！　さあさっそうと顔を上げて取り組みましょう！

顔がパンパンにむくむ原因は首・肩・背中にあり

皮膚がはちきれんばかりにパンパンにむくれた大きな顔。これもどうしても解消したいターゲットの代表格でしょう。顔がむくれる原因としてもまずあげられるのが前首です。

首が前に倒れていると、首を支えるために首や肩まわり、背中にかけての筋肉が酷使され、筋肉への負担が増します。硬い筋肉がつくわけですから、首は太く、肩まわり、背中も〝厚く〟硬くなります。

とくに背中から肩、首まで広がっている僧帽筋が硬くなって、血流やリンパの流れが悪くなるのが問題。血流の悪さは肩こり、首こりにつながりますし、頭や顔の血流やリンパがとどこおれば、顔がパンパンにむくみ腫れぼったくなるのです。

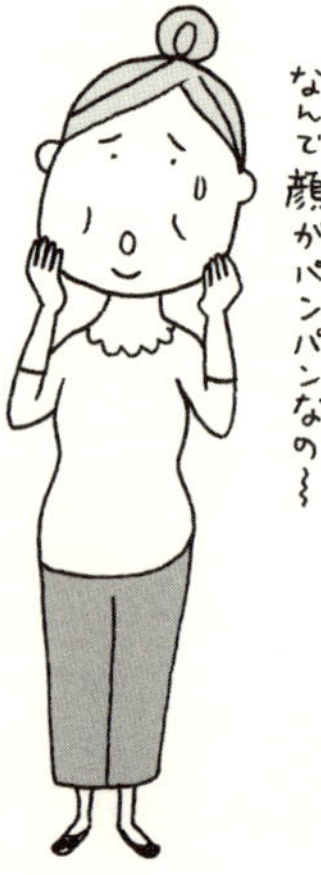

全身の循環が悪くなると、重くなった頭はさらに下がります。すると、顔の皮膚もたるんできますし、アゴのまわりも太くなってしまいます。位置的にもアゴが前に出て、下がった状態になるのです。

その結果、アゴのまわりの筋肉が緊張感を失ってたるみ、二重アゴになったり、ほっぺに余計な肉がついて下ぶくれの顔になったりします。首にも深い何本ものシワができます。さらにストレートネックに悩む人もいます。

でも、原因がはっきりしているのですから、その対処法、処方箋もおのずと明らかです。前首になっている状態を正す。首を立てて、背骨から首、頭までのラインを正しいSカーブに整えるのです。

骨格のラインが正しいものになれば、首、背骨、顔、頭にかかわっている縦筋も十分に働くようになります。アゴも上がって後ろに引けた状態になる。

硬くなっていた筋肉もほぐれて、血流がどんどんよくなります。顔のむくみや二重アゴ、下ぶくれといった悩みも、自然に解消に向かうのです。

疲れが休日になってもとれない、眠っても眠っても足りない、スッキリしないという毎日が続いている人でも、少しずつ体が軽くなり、体の筋肉も顔の筋肉もほぐれて柔軟なむくみや硬さのない筋肉になっていきます。

ただし、全身のむくみは腎臓機能の低下も関係しています。塩分の摂りすぎにも気をつけましょう。

顔のゆがみは体のゆがみを反映している

顔の左右が対称的、つまり、シンメトリーになっているという人はめったにいません。程度の差はあってもほとんどの人の顔は非対称です。しかし、その違いが大きすぎたら、やはり顔全体がアンバランスな印象になってしまいます。

顔の左右のアンバランス、あえて〝ゆがみ〟といってしまいますが、そのゆがみは全身のゆがみを反映しています。

たとえば、左右の目の高さを見てください。水平になっていなければ、肩の高さも左右どちらかに傾いているはずです。

一般的に目の高さのラインと肩の高さのラインは〝平行〟になっています。つまり、左右の目の位置を比べて、左が高く、右が低い位置にあれば、肩も同じように左が高く、右が低くなっているものなのです。

もし逆だという場合は、背骨が回旋《かいせん》している可能性がありますので、要注意です。

同じように口角は骨盤の状態をあらわしています。右の口角が上がっていて、左が

＜体は顔に表れる＞

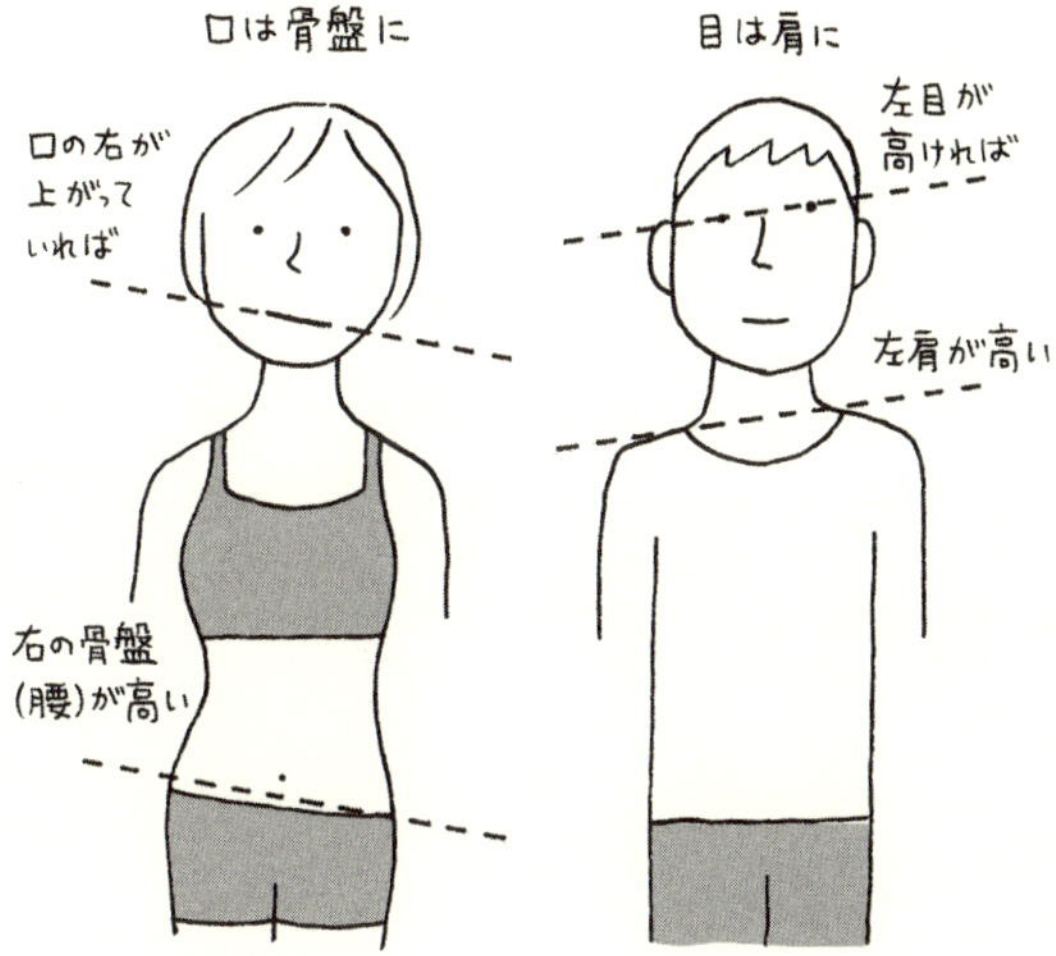
口は骨盤に
目は肩に
口の右が
上がって
いれば
左目が
高ければ
左肩が高い
右の骨盤
(腰)が高い

下がっていれば、骨盤にも同じゆがみがあるというわけですね。

顔の左右の大きさ、形の違いも、全身の骨格のゆがみからきています。ですから、ゆがみを正して、バランスを整えることで、修正されていきます。

小顔づくりエクササイズは、ゆがんでいる骨格を正し、必要な筋肉をしなやかに鍛えて、その働きをアップさせます。

「だったら、顔の左右のアンバランスを直す要素がすべて入っているってこと？」

そう、そのとおりなんです。エクササイズを行うことで、小顔になるのと同時に左右のアンバランスも解消される。そんな二重のうれしい変化をもたらすのです。

体を足底から引き上げると、顔のむくみもたるみもとれる

年齢とともに気になる「むくみ」と「たるみ」は、腫れぼったい目（目の上や目の下）や、口のまわりのほうれい線やアゴの下の二重アゴに表れて目立ってきます。すると、顔全体も重力に負けて垂れ下がり、顔は一段と老け顔や大きな顔に見えてしまいます。

前傾の姿勢が続き、首の後ろの筋肉や肩の筋肉が硬くなってくると、首、肩から後頭部、頭頂に続く血管や、耳のまわりから目のまわりにのびている血管の動脈から、リンパ液がしみ出します。

このリンパ液が皮膚の老廃物を集めて、再び静脈にとり込まれると、体から排出されます。とり込まれないで細胞の間にとどこおっていると、「むくみ」になります。

頭がい骨の中でも動かしやすい、アゴまわりの筋肉と、耳まわりの筋肉を、よく動

かすことで筋肉がよく動き、老廃物が溜ったり血流が悪くなったりしなくなります。するとと「むくみ」は消えていきます。

頭の頭皮のヘアエステでも、耳まわりや首の後ろをほぐし、頭がい骨を囲む筋肉全体の血流をよくして「むくみ」をとり、育毛効果を高めます。

目のまわりが腫れぼったいのを解消するためには、眉の上やこめかみなど目のまわりはもちろん、耳のまわりや首にアプローチすることも大切です。目のまわりの皮膚は薄く筋肉も少ないため、リンパ液が溜まりやすく、袋状に「たるむ」人もいます。また、血流の流れが悪いと「クマ」ができ、肌が黒ずんでみえてしまいます。

年齢が増すにつれ、皮膚にコラーゲンやエラスチンなどの生成が減り、弾力が少なくなることでも顔は大きくなります。

「むくみ」をとりリンパや血液の流れを徹底的に流していくことは、確実に小顔へと導きながら顔や肌の悩みも解消していくことにつながるのです。

骨格を整えれば、肌荒れ、シミ、シワ、くすみ…もなくなる！

顔について、大きさとともに解決したいテーマはなんですか？

そう尋ねたら、多くの人が肌の老化をあげるのではないでしょうか。

肌荒れ、シワ、シミ、くすみといった老化に悩まされている人は多いものです。

肌荒れの原因は乾燥です。肌の表面の角質層は皮脂膜、つまり、汗腺から出る汗と皮脂腺から分泌される皮脂とによってつくられる乳液状態の膜で覆われています。

これが〝天然のクリーム〟の役割を果たしてくれていて、外部の刺激から肌を守るとともに、肌の乾燥も防いでくれているわけです。美しい肌は皮膚の表面から角質が剥がれ落ちて、下層から上層に新しく生まれ変わります。この循環（新陳代謝）によって、肌はうるおいのある状態が保たれています。

ところが、水分や皮脂の分泌が不足して皮脂膜が減少すると、肌はうるおいを失い、乾燥して肌荒れします。肌の乾燥は小ジワの原因にもなります。

皮脂膜は汗が多すぎても皮脂が多すぎてもよい状態とはいえません。皮脂膜のバランスが悪いと、紫外線をたくさん浴びることで肌のコラーゲンがダメージを受けて弾力をなくし、老化します。

シミやそばかすも紫外線によるものです。紫外線によって肌が刺激されると、黒褐色のメラニン色素がさかんにつくられるようになります。メラニン色素によって紫外線の刺激から体を守ろうとする機能が働くためです。

ふつう、メラニン色素は役目を果たし終えると、新陳代謝によって肌の表面に押し上げられ、自然に消滅するのですが、なかには色素が沈着してしまうこともあるのです。とどまってしまったメラニン色素。それがシミやそばかすの正体です。

ちなみに、肌の白い人はメラニン色素が濃く目立つので、シミ、そばかすになりやすく、オークル系の人はメラニン色素が分散されて目立たないといえます。

また、シミには、目の下あるいは額や口のまわりにできるものや、肝斑《かんぱん》といって、頬骨に沿って左右対称にできるものもあります。これらは紫外線のほか、女性ホルモンが関係していたり、肝機能が低下している場合に起きやすいといわれています。

肌がなんとなく黒っぽく感じられるくすみは、新陳代謝が悪かったり、体内の老廃物が尿として体の外へうまく排出されずに皮膚表面から排出され、皮膚表面で酸化腐敗してしまうことでも起こります。また、血行が悪く毛細血管の末端まで栄養が行き渡っていない場合にも、肌はくすんだ色に見えます。

こうした肌トラブルを解消するには、日頃から紫外線ケアをするといったことが大切ですが、全身の血行をよくして、血液やリンパ液の流れをスムーズにすることが、もっとも重要になってきます。そのことによって、隅々にまで十分な栄養が届けられ、新陳代謝も高まって、肌によい影響があらわれるからです。

「うなはだけ」という言葉を聞いたことがありますか?

「う」はうるおい、「な」はなめらかさ、「は」はハリ、「だ」は弾力、「け」は血色ですが、これらがすべてそろっているのが、いわば理想的な肌。

顔はもちろん、首や肩、背中、さらには下半身からも骨格を正し、筋肉をほぐし、血行をよくする小顔づくりエクササイズは、「うなはだけ」を実現するための、とっても効果的なエクササイズでもあるのです。オークル系の肌色がピンク系の肌色に変わることも珍しくはありません。

肌トラブルの要因としては、食事や飲酒、精神的ストレス、ホルモン分泌の低下なども挙げられます。

"表情が乏しい人"から"表情が魅力的な人"に変わる！

顔の表情はその人の思いや感情を伝えるコミュニケーションツールだといってもいいでしょう。表情の豊かな人はそれだけで大きな魅力ですよね。

顔には表情筋と呼ばれる30種類以上の筋肉があるとされています。ふつう表情をつくる際に使われているのはその30%程度だといわれますが、それらがスムーズに動くということが、豊かな表情には欠かせない条件になります。

代表的な表情筋は、眉を上げたりするときに働く前頭筋《ぜんとうきん》、目のまわりを囲んでいて目を開いたり閉じたりする眼輪筋《がんりんきん》、上下のアゴの関節から口角まで伸びていて口角をあげる頬筋《きょうきん》、口の周囲にあって口を閉じたり、唇を突き出したりなど、さまざまな口元の表情をつくり出す口輪筋《こうりんきん》、眉間の縦ジワをつくる鼻根筋、大きく口を開けて笑うときに働く大頬骨筋《だいきょうこつきん》や口角下制筋《こうかくかせいきん》、ちょっと皮肉っぽく上唇をあげる小頬骨筋《しょうきょうこつきん》、鼻の上の鼻筋《びきん》……といったものです。

表情筋の動きを悪くするのは、余分な皮下脂肪（セルライト）です。ちなみにセルライトとは、脂肪が大きくなって球状になってしまったもののこと。余分な脂肪がついてしまうと血管や神経も圧迫され、筋肉が思うように動かなくなるのです。

たまった皮下脂肪やセルライトは血行がよくなると流れていきます。その結果、表情筋の動きがよくなり、豊かな表情が生まれるのです。

さあ、エクササイズで血行を高め、明るく溌剌《はつらつ》として、素敵な表情、ぜひ、あなたのものにしてくださいね。

小顔のつくり方

骨格から整える

— *Part 3* —

黄金比率の小顔をつくる10のエクササイズ

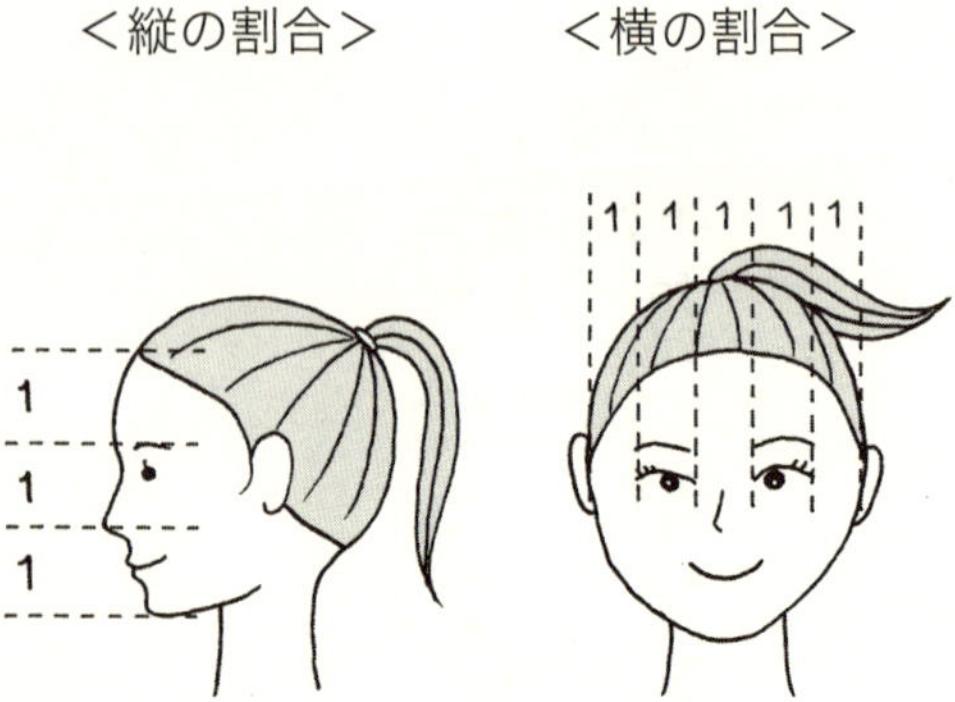

人間の顔の黄金比率ってご存じですか？

顔を正面から見て、「額から眉上まで」、「眉から鼻先まで」、「鼻先から顎まで」。これらが1：1：1の割り合い、縦の割り合いはこれが美しい比率です。

横の割り合いは、「左こめかみから左目尻まで」、「左目尻から左目頭まで」、「左目頭から右目頭まで」、「右目頭から右目尻まで」、「右目尻から右こめかみまで」。これらが一直線上に並び、かつ1：1：1：1：1の割り合い。これが美しい比率です。

この比率であれば、目や鼻の位置が多少

ずれていても、不思議と気にならないものです。鼻も高くなったように見えます。体のあちこちを整えていくと黄金比率の小顔になる。「ほんと?」と思う人は、まだいるでしょうが、まずは始めてみてください。小顔になるチャンスはいまです。

これから紹介するのは、小顔の要となる「アゴ」「舌」「肩甲骨」「ひじ関節」「股関節」に効果的に働きかけ、これらを連動させて動かすエクササイズです。

姿勢の悪さが、顔を大きくする原因ですから、小顔をつくると同時に姿勢を美しく整え、全身をシェイプアップする効果も絶大です。

そして難しいものはいっさいなし。実際に続けられるかどうかが重要ですから、簡単にいつでもどこでもできてしまう易しいエクササイズばかり。さあ、始めましょう。

アゴ引き首のばし

肩甲骨と連動させてアゴを引く

小顔をつくるためにもっとも重要な「下アゴ」に働きかけます。アゴと肩甲骨を連動させて動かすことで、側頭筋を発達させ顔を引き締めていきます。

アゴ引き首のばし

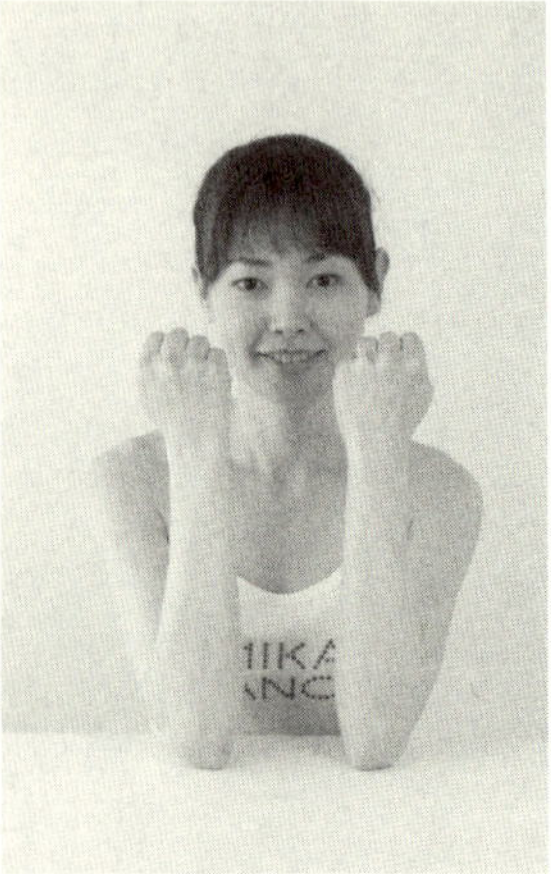

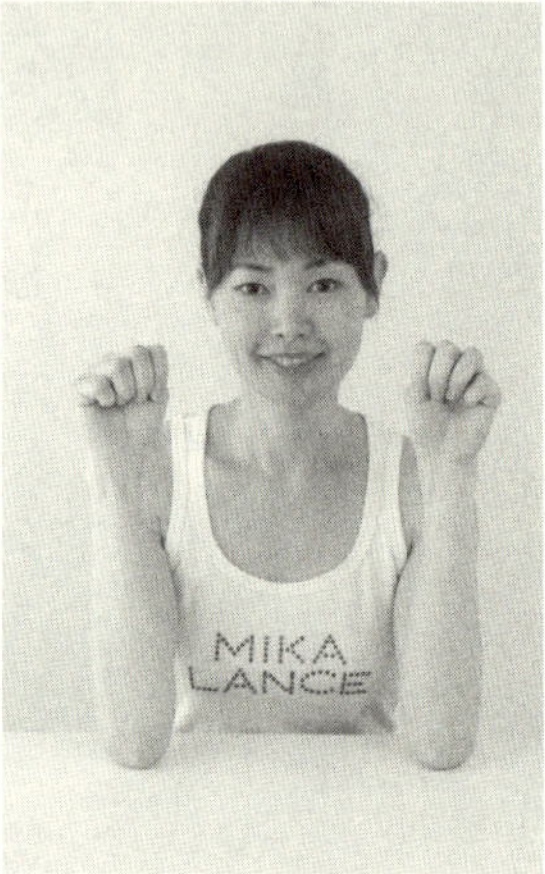

①

イスに座って、テーブルにひじを立て、両方の手を、軽く「ぐ～」に握ってください。首から肩、背中の僧帽筋などの硬い筋肉を鍛えてしまう親指は４本の指で隠します。

アゴ引き首のばし

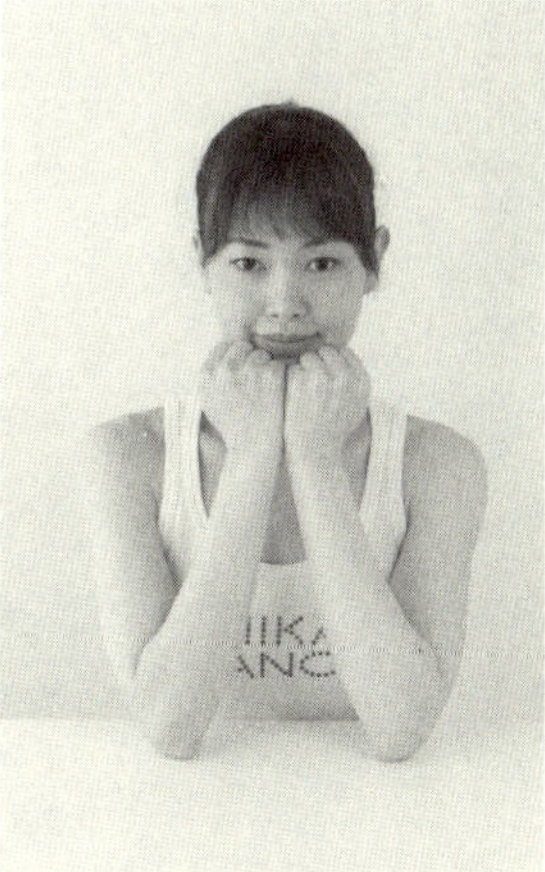

②

唇下とアゴ先のあいだに両手のげんこつの第二関節部分をカポッと添えはめこみます。脇はしめてください。

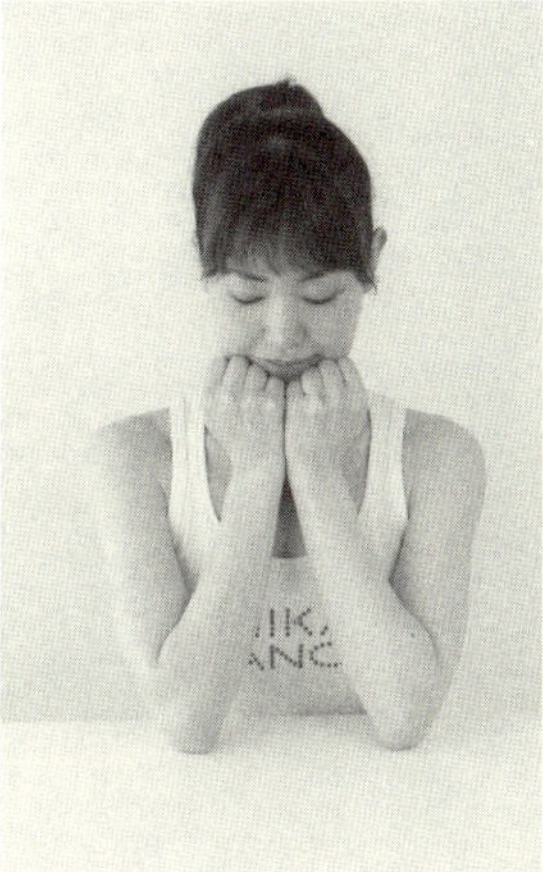

③

顔を下向きにして、げんこつの両手を一度下に押し込んでからアゴを持ち上げていきます。首を伸ばすイメージです。

アゴ引き首のばし

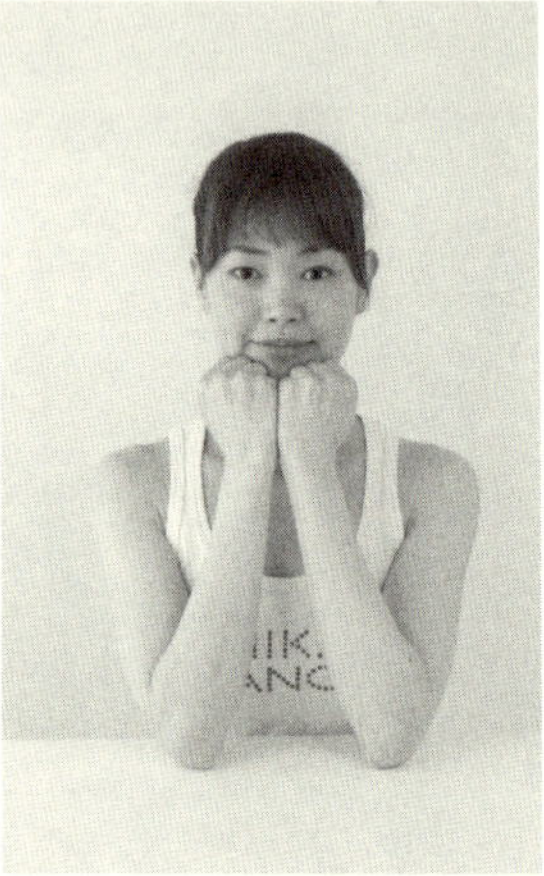

④

アゴを持ち上げ体勢を整えます。

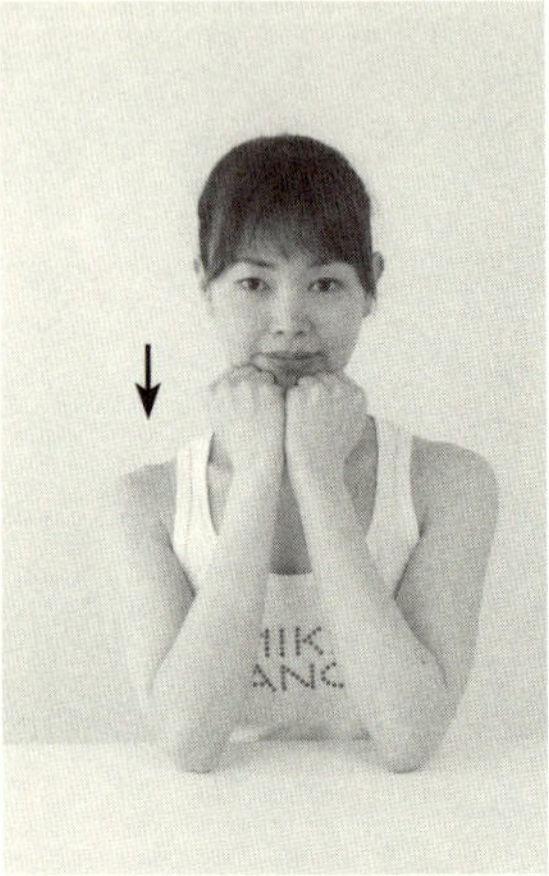

⑤

右肩を下へ下へと下げていきます。右の肩甲骨を前から後ろに動かして下に下げる意識で行います。お腹は引き、胸は上げ、肋骨も上げるようにしましょう。1、2、3、4、5と右の肩甲骨を下げる、これを3回繰り返します。

アゴ引き首のばし

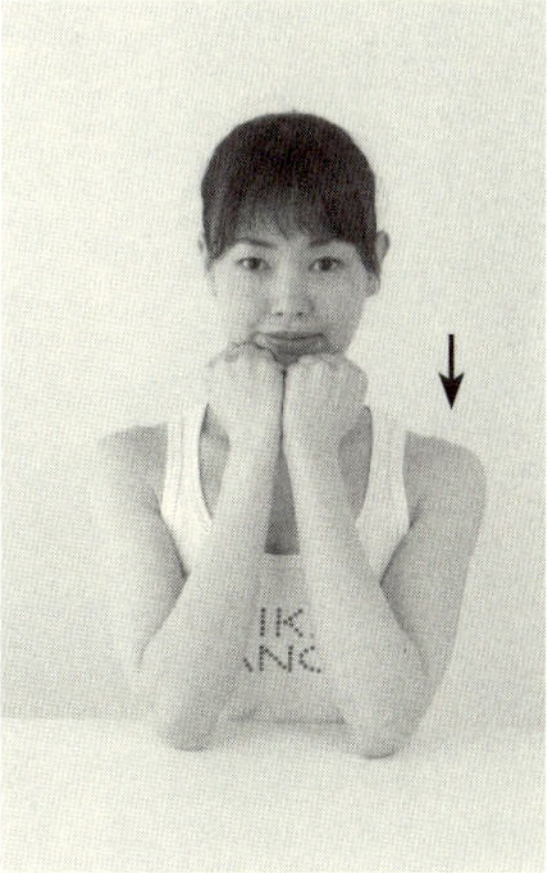

⑥

今度は左肩を下へ下へと下げていきます。同じような流れで、1、2、3、4、5と左の肩甲骨を下げる、これを3回繰り返します。

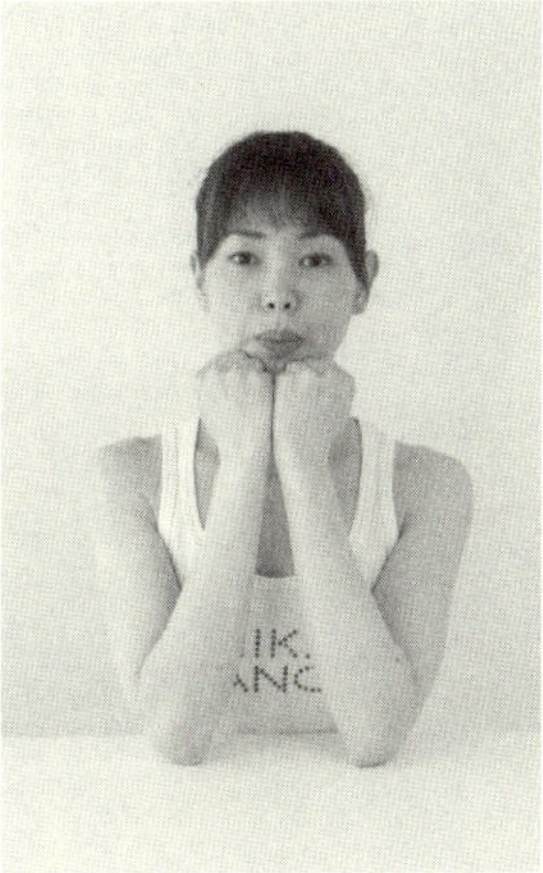

⑦

最後に口をすぼめて上方向へ息をふぅ～と吐いて終了です。

試しに、右側を行った後に、鏡を見て確認してみてください。右側だけほっそりしていることがわかるはず。このエクササイズはたった1回行うだけで劇的な効果があるのです。

もちろん右側だけほっそりしても仕方がありませんから、確認した後は左側も行いましょう。

さて、いかがでしょう。鏡に映った顔が左右バランスよくほっそりとしているはずです。

私たちの生活の中には、この「アゴ引き首のばし」とは逆の行動が、たくさん潜んでいます。

下を向いてケータイをチェックしたり、猫背でパソコン作業をしたり、ネガティブな気持ちで下を向き続けたり、顔太りになる原因がいたるところにあるのです。

アゴは上アゴと下アゴに分かれていますが、下アゴを十分に動かすと、自然と顔にある他の筋肉も動き出します。

とくに唇の下のアゴの骨を動かす、下唇下制筋《かしんかせいきん》や口角下制筋《こうかくかせいきん》と連動します。また首に広がる広頸筋《こうけいきん》や下顎骨《かがくこつ》を後方に引っ張る側頭筋《そくとうきん》も連動して動いていきます。

じつはアゴを引くためには、側頭筋がしっかりしていないとダメなのです。側頭筋は下アゴとつながっていて下アゴを支える、腱のように丈夫な筋肉です。

側頭筋が発達して縦に伸びることでアゴが引けるようになる。

首を伸ばしながら肩甲骨を下げアゴを引くこのエクササイズは、側頭筋を発達させます。だから効き目があるのです。

デスクワークの最中などいつでもどこでもできます。ちょっと難しいという方は、1日の終わりに少し時間を見つけて、ぜひ日課にしてください。

舌だしひじ回し

舌と肩甲骨に働きかけて小顔に導く

顔の引き締めのキーとなる「舌」の筋肉と肩甲骨に働きかけ、これらを連動させることで小顔をつくるエクササイズです。

舌だしひじ回し

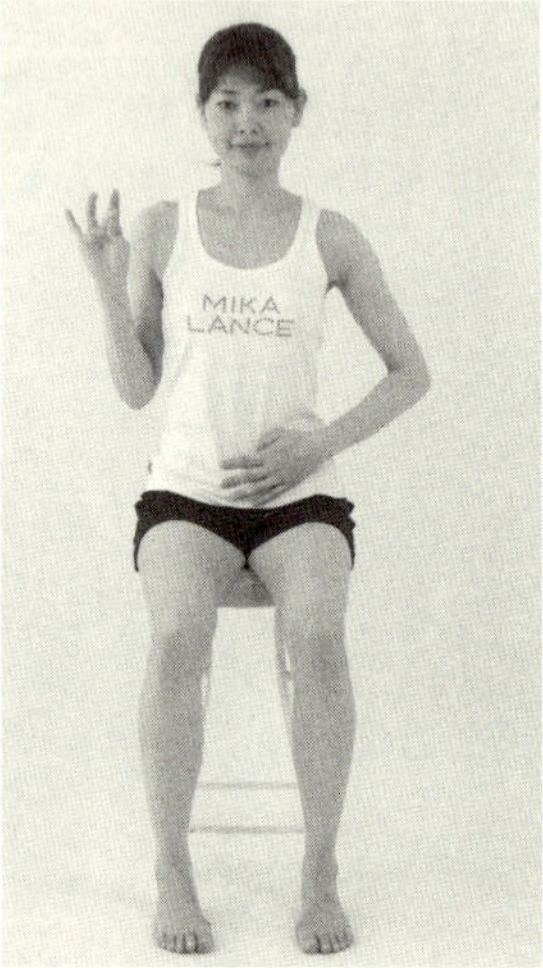

①

背筋をのばしてイスに浅く座り、お腹を引きます。右手をきつね手（中指の第一関節に親指を添え、他の４本の指は反らす）にして、ひじを曲げ、ひじ頭をウエストにつけます。左手はお腹に添えて、お腹が出ないように気をつけましょう。

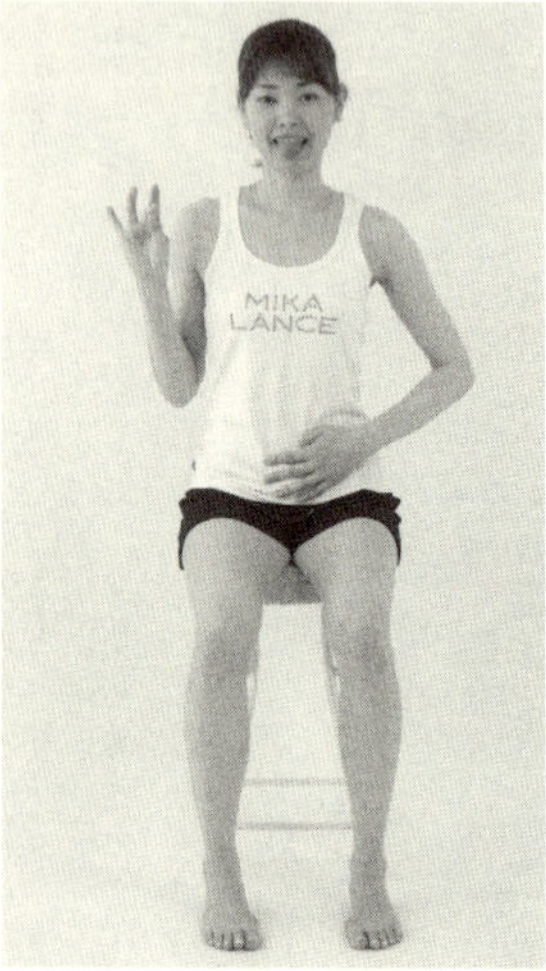

②

舌を思いっきり出します。

舌だしひじ回し

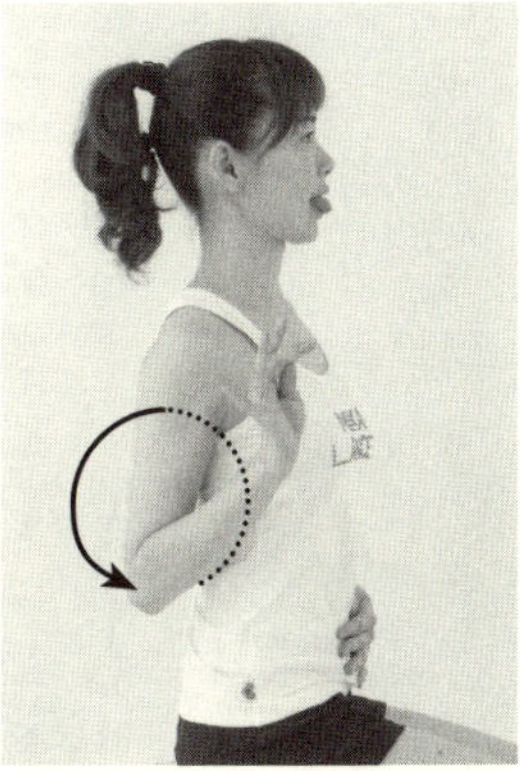

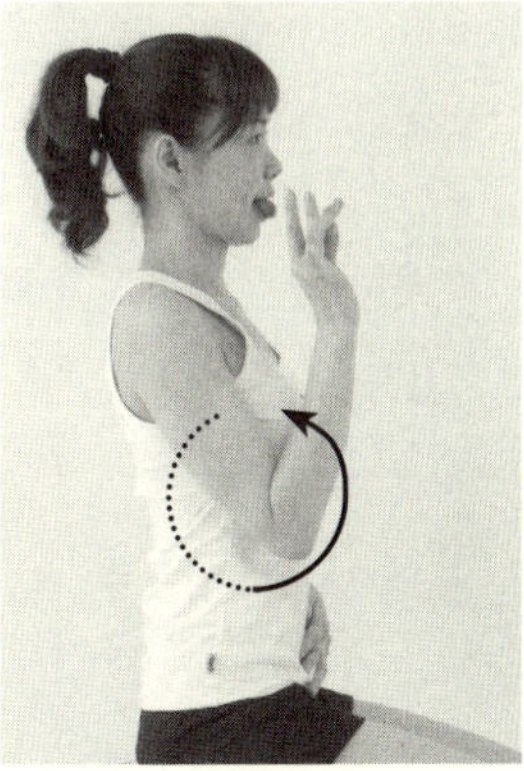

③ ひじをウエスト横で円を描くように、前から後ろへ反時計回りにクルクル。ひじを動かすと必然的に肩甲骨が動きます。

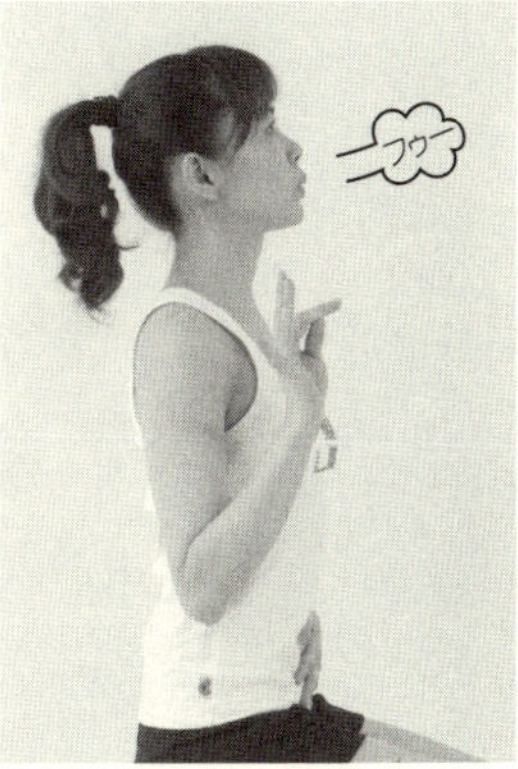

④

1、2、3と3回回したら、息をフゥーっと吐きます。「3回クルクルフゥ」ここまでを3セット行いましょう。

⑤

右手と左手を逆にして今度は時計回りに「3回クルクルフゥ」を3セットで終了。

このエクササイズのポイントは、舌を思いっきり〝出す〟ことです。舌を思いっきり出すと、胸骨が上がり、連動して肋骨も上がります。肋骨や胸骨が上がると姿勢が正しくなります。

姿勢が正しくなると、アゴも引きやすく肩甲骨も下がりやすくなるのです。

アゴの骨と舌骨は連動し、舌骨は肩甲舌骨筋《けんこうぜっこつきん》で肩甲骨と連携し、舌骨の一部は胸骨舌骨筋《きょうこつぜっこつきん》で胸骨と連動していますから、舌を鍛えれば鍛えるほど小顔にも効果があるのです。

肩ほぐし　猫背を直して首の位置を正す

肩甲骨をほぐして、猫背を直し首の位置を正すエクササイズです。首の位置を正すことによってアゴが後ろに引けるようになり小顔効果が高まります。また、肩こりや首こりも大幅に改善します。

肩ほぐし

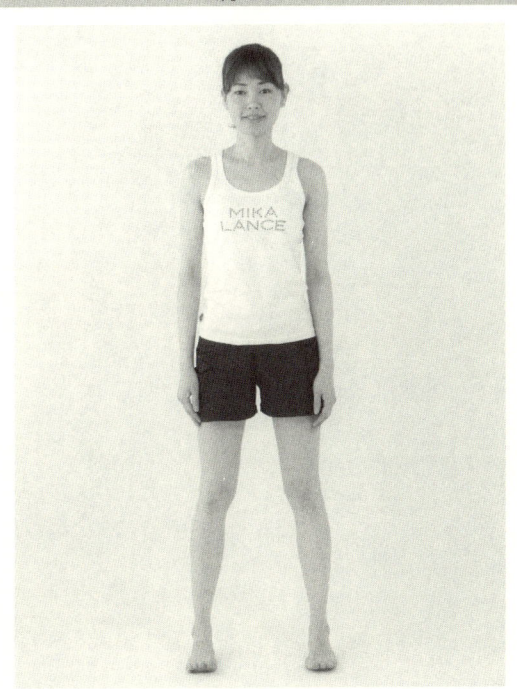

①

背筋を伸ばして、足を肩幅より少し広めに開き、まっすぐに立ってください。足は小指側の側面がまっすぐになるよう気持ち内また気味に。ひざ裏をしっかり伸ばし、足の指を上げて、かかとに重心を置きます。

肩ほぐし

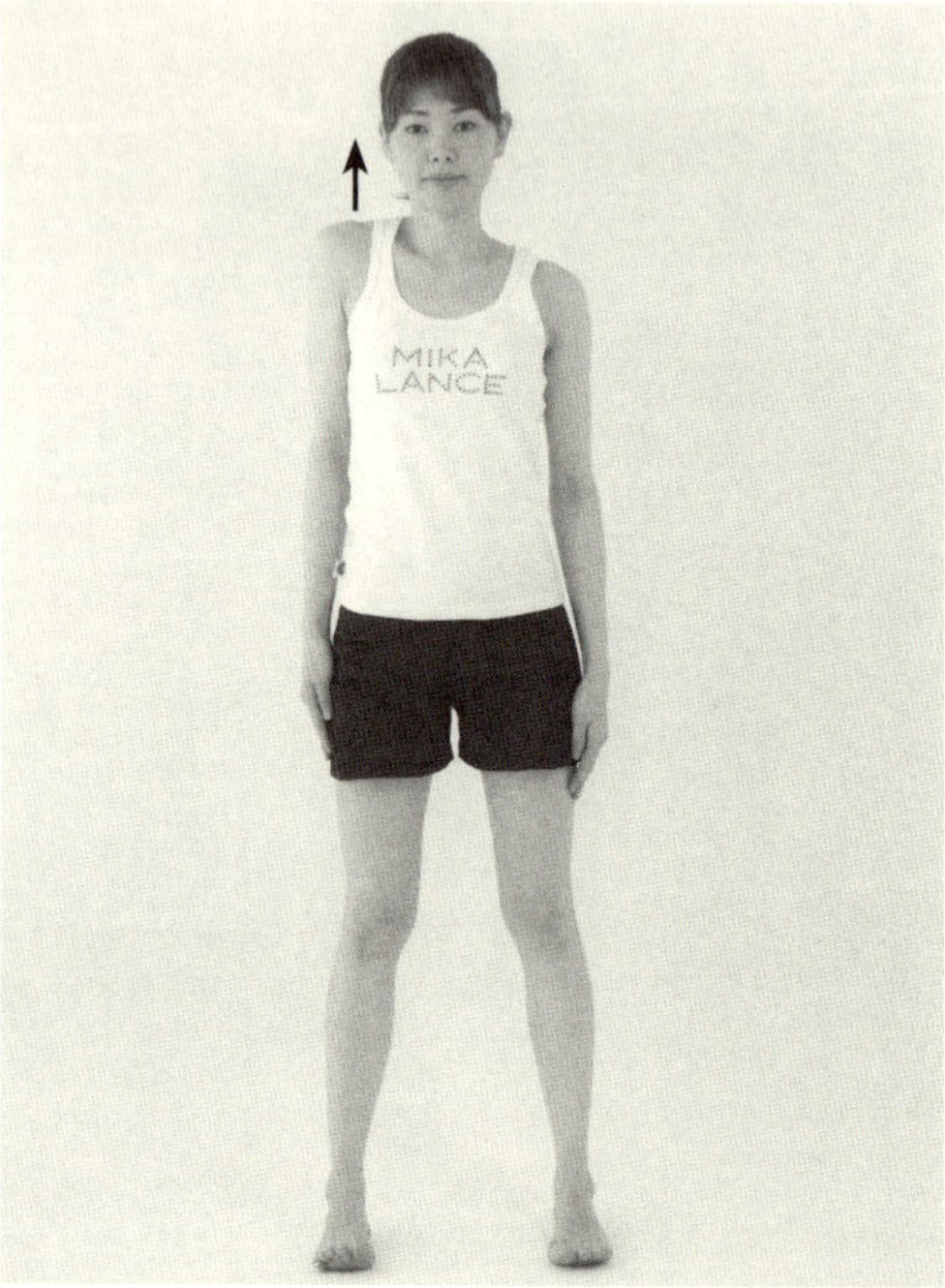

②

体の中心軸がブレないように気をつけて、右の肩先を右耳の下につけるくらいに上げます。1、2、3、4、5と5回上げたところで止めます。

肩ほぐし

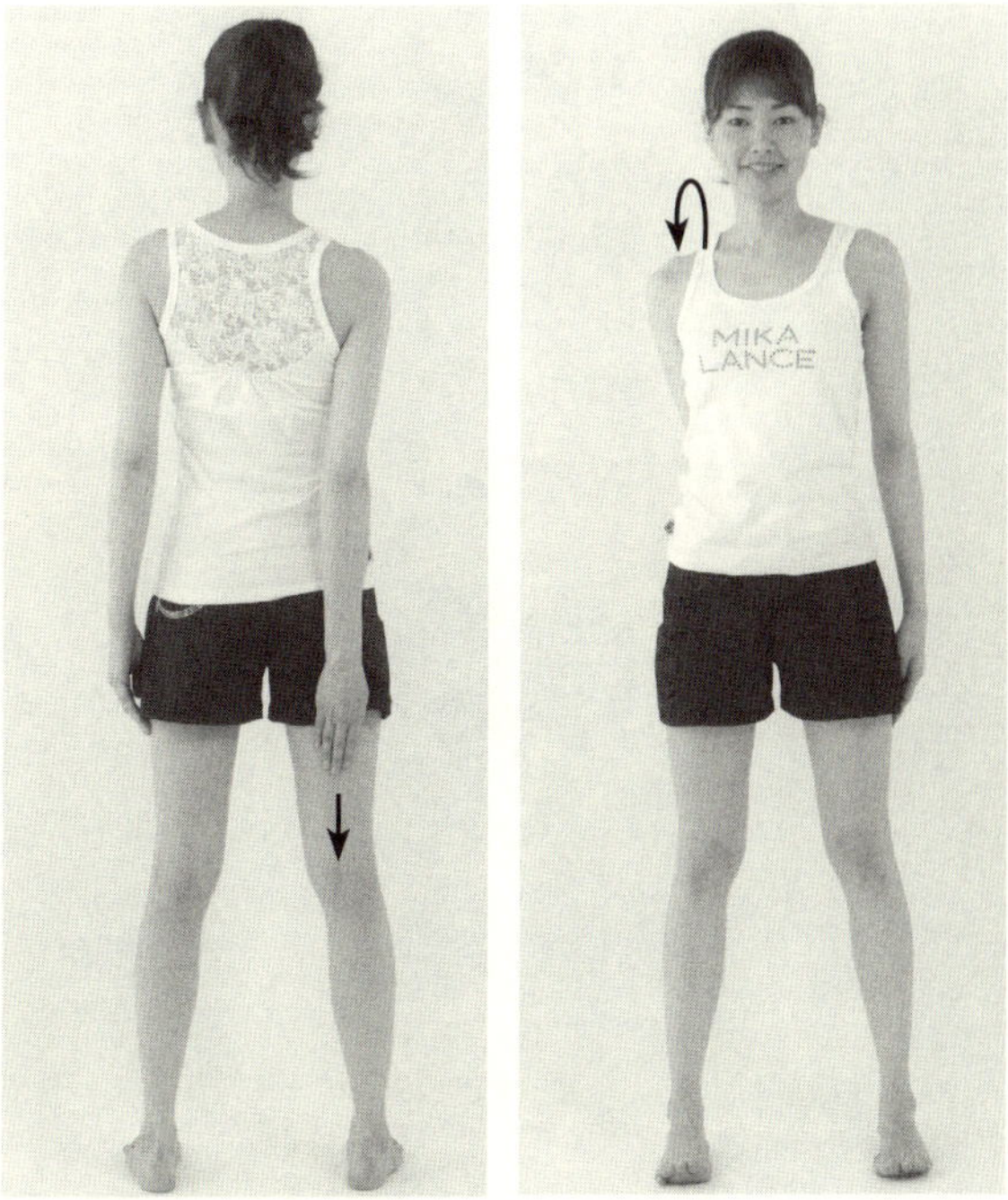

③

そのまま肩先とうでを後ろに回して、肩甲骨とうでを背中の中央に寄せます。右手の指先をお尻の下におろしながら、首を伸ばしてください。アゴを上げないように注意。

肩ほぐし

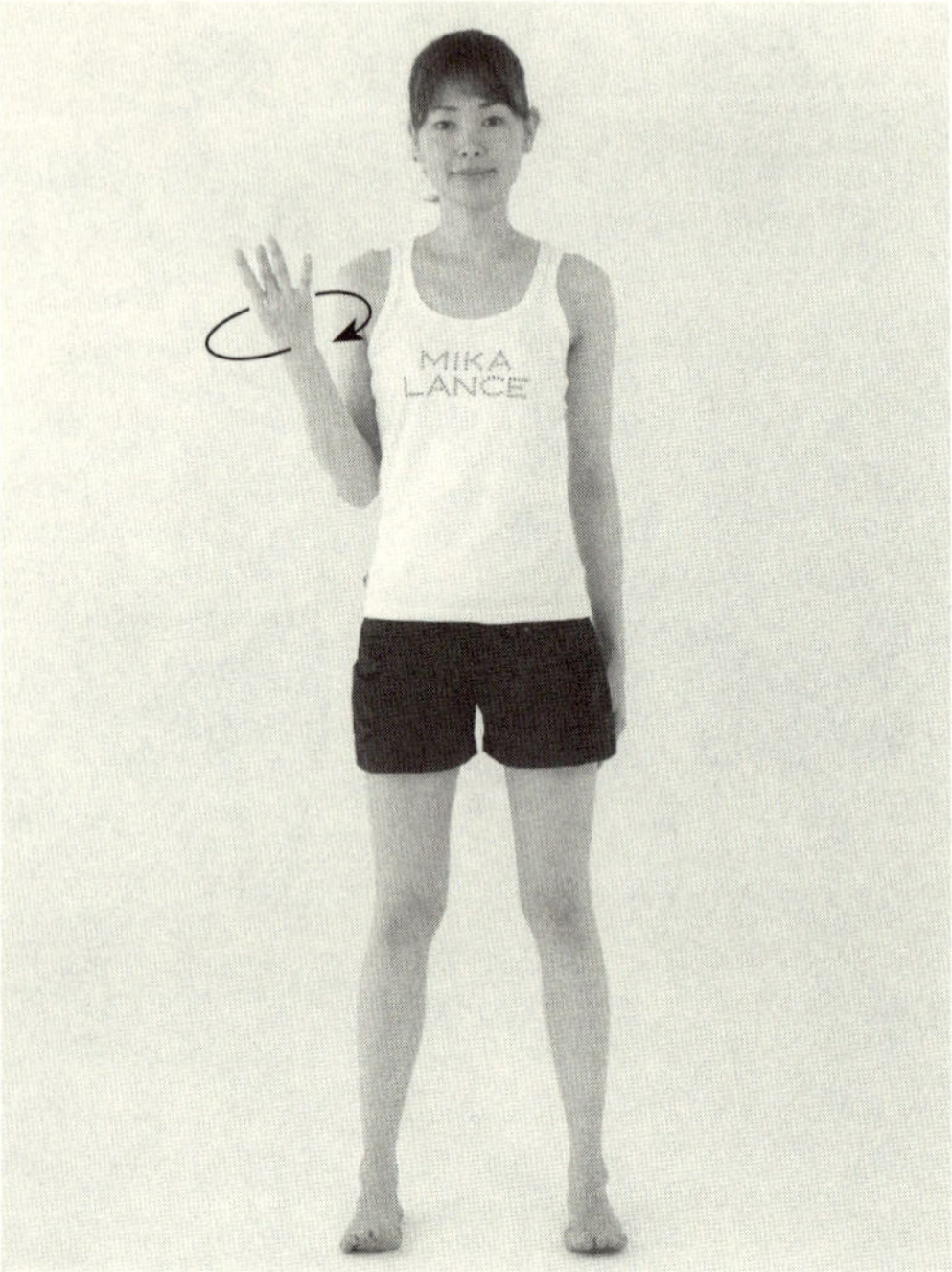

④

脇を締めて腕を体につけ、ひじを曲げキツネ手をつくります。キツネ手を内から外へ反時計回りに5回まわします。

肩ほぐし

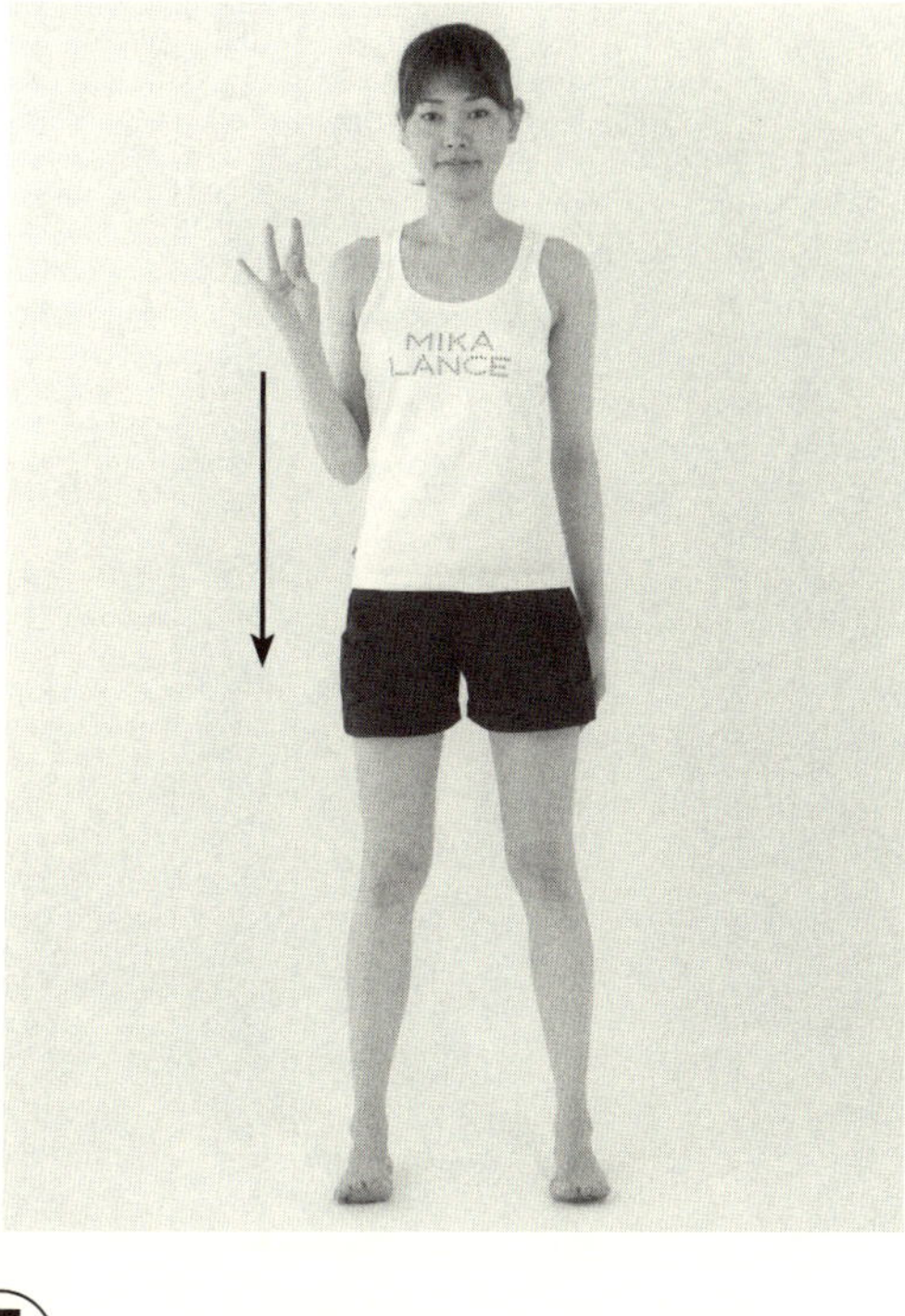

⑤ 手と腕を脱力させながらストンと腕をおろします。

⑥ 左側も同じように行います（キツネ手は時計回りに回す）。

このエクササイズは小顔効果だけでなく、首のシワ、バストアップ、二の腕やせなどさまざまな効果があります。ぜひお試しくださいね。

首回し　前首を直して頭を持ち上げる

首には頭を支える役割がありますが、デスクワークや毎日の習慣で姿勢が悪くなったり猫背になると、頭の重みで首が前に出る「前首」になりやすいのです。前首になると前肩になりやすくなり、頭がい骨が前面に重く傾いていきます。頭がい骨はピース状になっているので前にズレやすいからです。

これが顔を大きくする原因になります。

「首回し」で首から腰の椎骨まわりの脊柱起立筋《せきちゅうきりつきん》をほぐして、すぐに調整しましょう。肩こりや首こりにも効果大です。

首回し

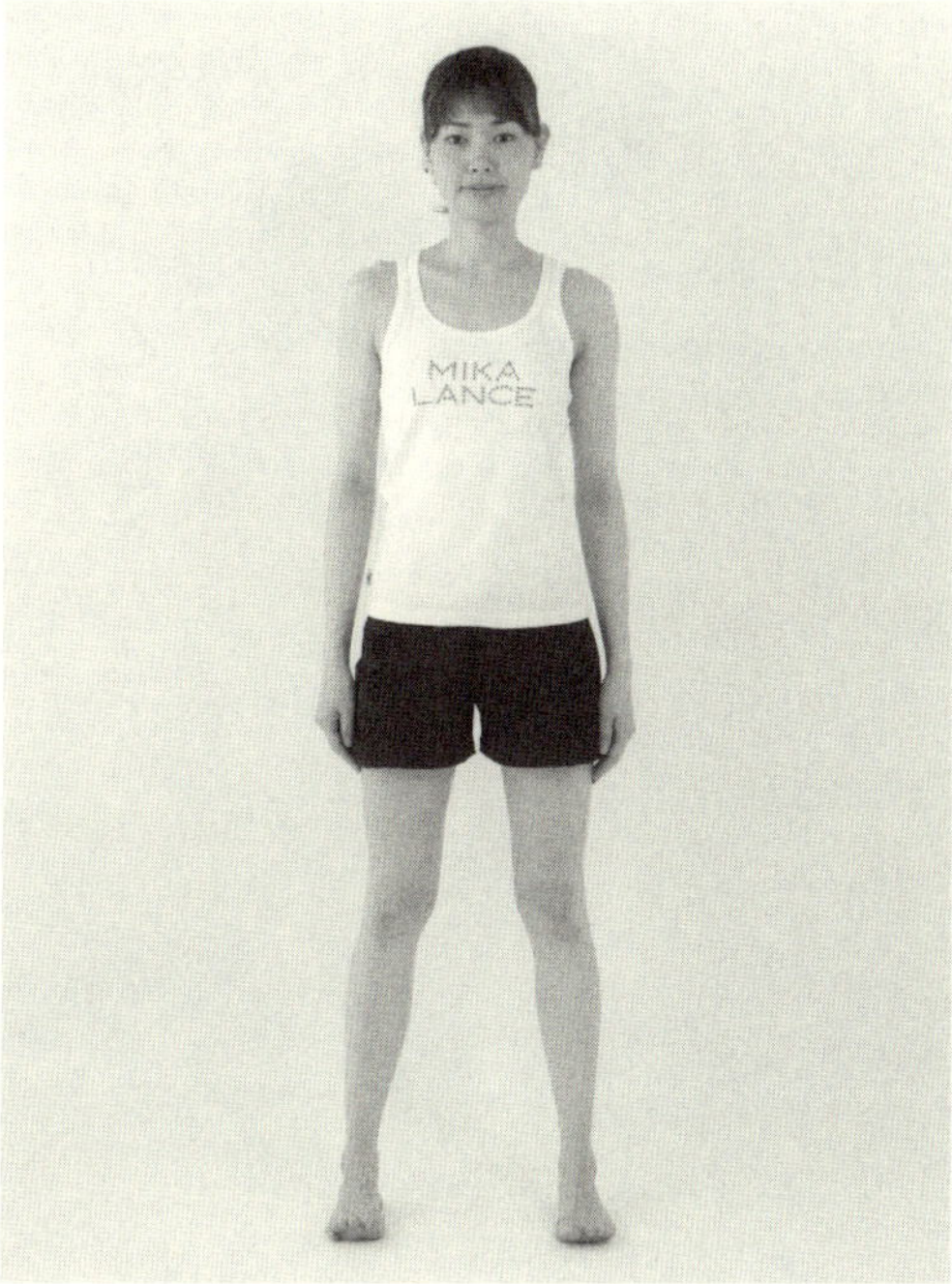

①

鏡の横に立ちます。足を肩幅より少し広めに開いて、背筋を伸ばし、足の指を上げて、足底に力を入れてください。

首回し

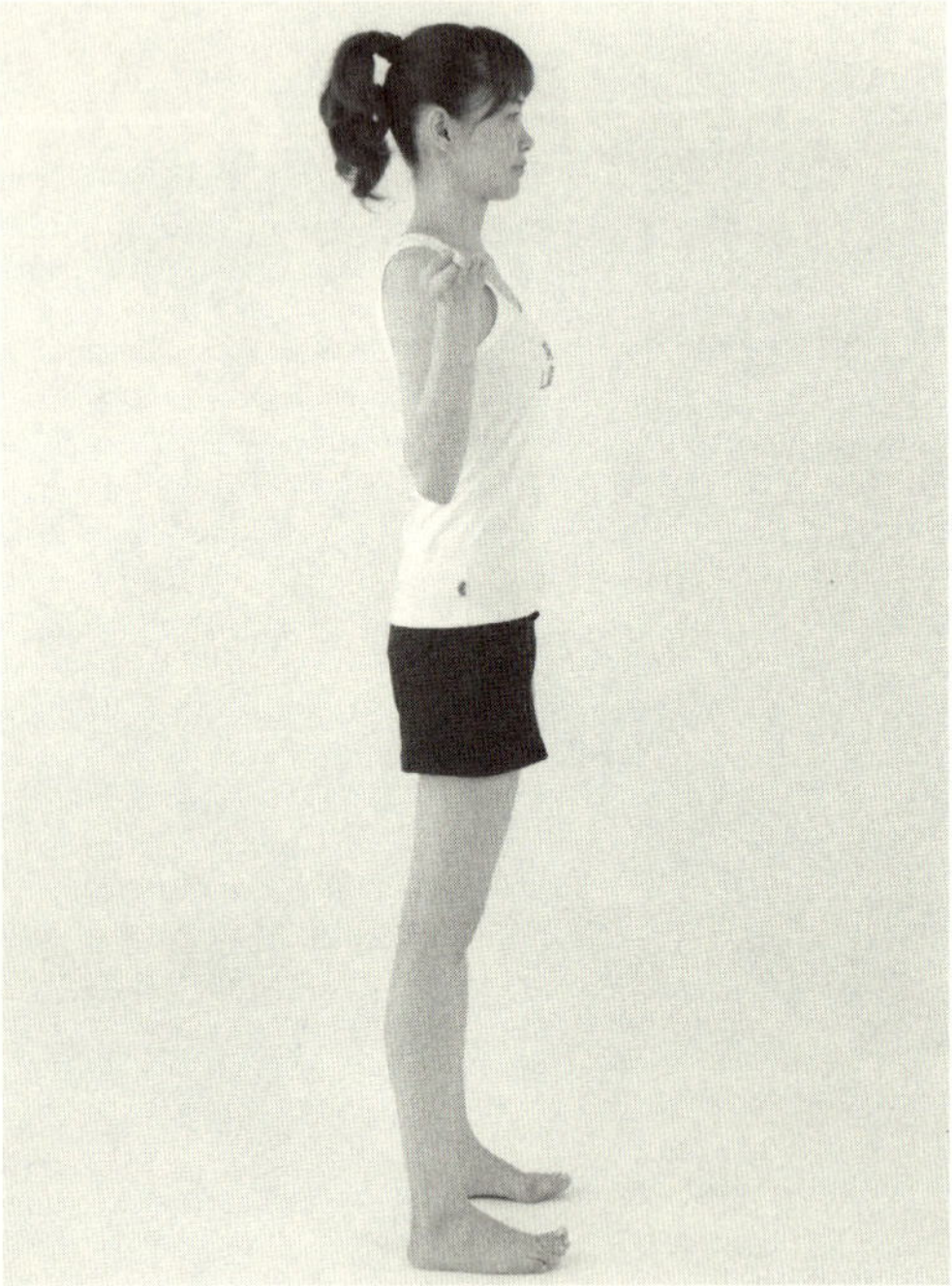

②

左手を腰に置きます。右うでを曲げて右ひじをウエストにつけ、手のひらを反して中指が鏡を向くようにします。

首回し

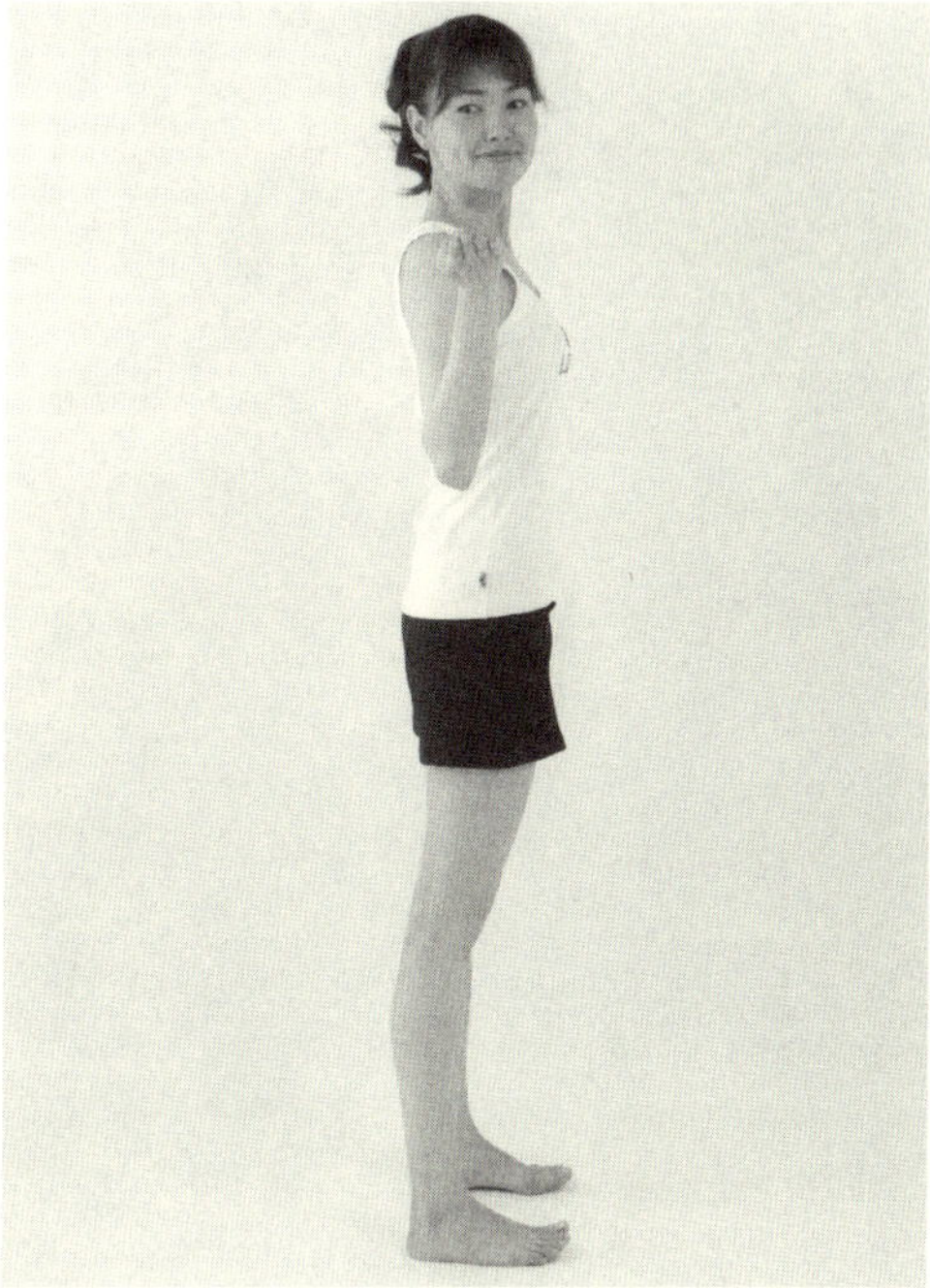

③

顔を正面から鏡の側に回します。顔を回したとき、鼻筋が中指と重なることを目標に、グルっと回します。顔の軸がブレないように気をつけて。

首回し

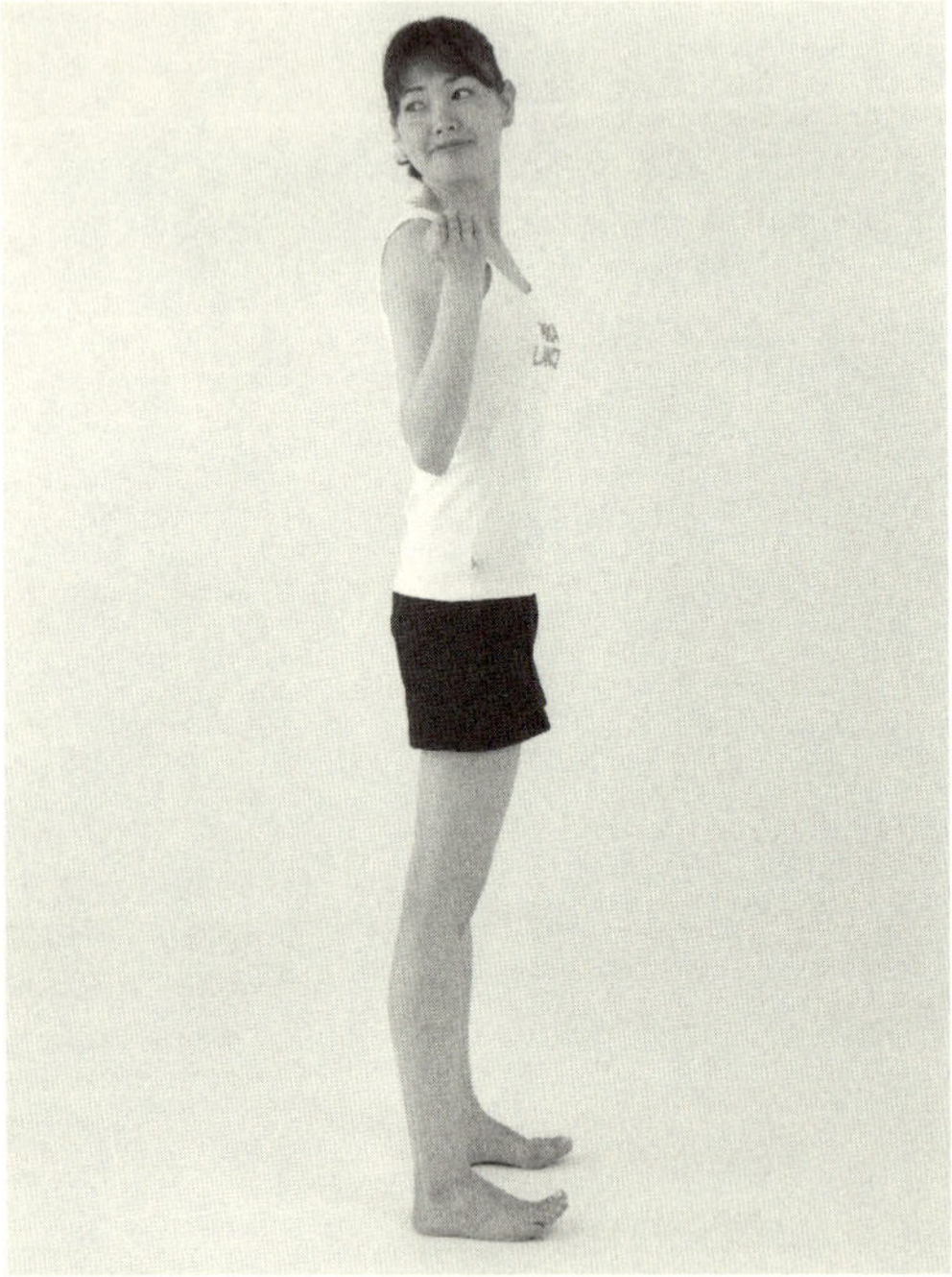

④

1、2、3回と3回、回したら、その位置からさらに後ろに首を回していきます。足底に力を入れ、ひざ裏を伸ばすと後ろに回しやすいです。

首回し

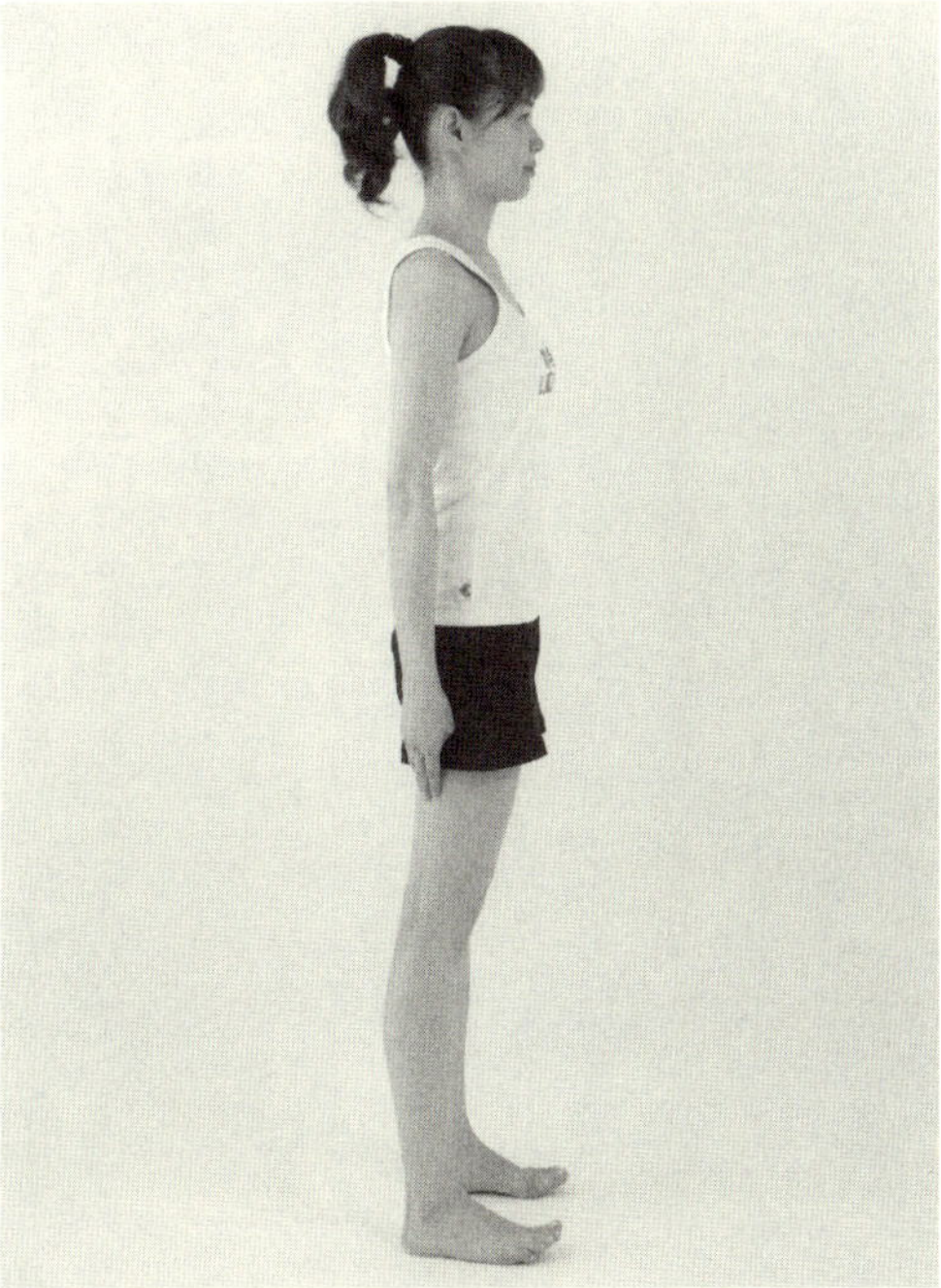

⑤ 限界まで後ろに回したら、力を抜き顔を正面に戻します。うまく行うと力を抜いただけで、自然と顔が正面を向きます。手をおろします。ここまでを3セット行います。

⑥ 体の向きを変えて、反対側も同じように3セット。

できるだけ力が入らないように、笑顔でリズムを整えて、ゆっくり行いましょう。首が回るようになると、首が縦に垂直に伸び、バレリーナのように細くなります。首が細くなるということは顔が小さくなるということ。

すべては連動しているのです。

ひねり手うで回し

肩甲骨を下げ二の腕を細くする

小顔のためにはアゴを引くこと、アゴを引くためには、首を回して頸椎《けいつい》をほぐしながら肩甲骨を動かし、できるだけ下げることが大切です。そして、肩甲骨を動かすためには、うでをどう動かすかが重要になってきます。

そこで「ひねり手うで回し」。ふだんの生活とはまったく違う動かし方をさせますので、「効く〜」と感じる方も多いと思います。

二の腕のシェイプアップにも絶大な効果がありますので、ぜひお試しください。

ひねり手うで回し

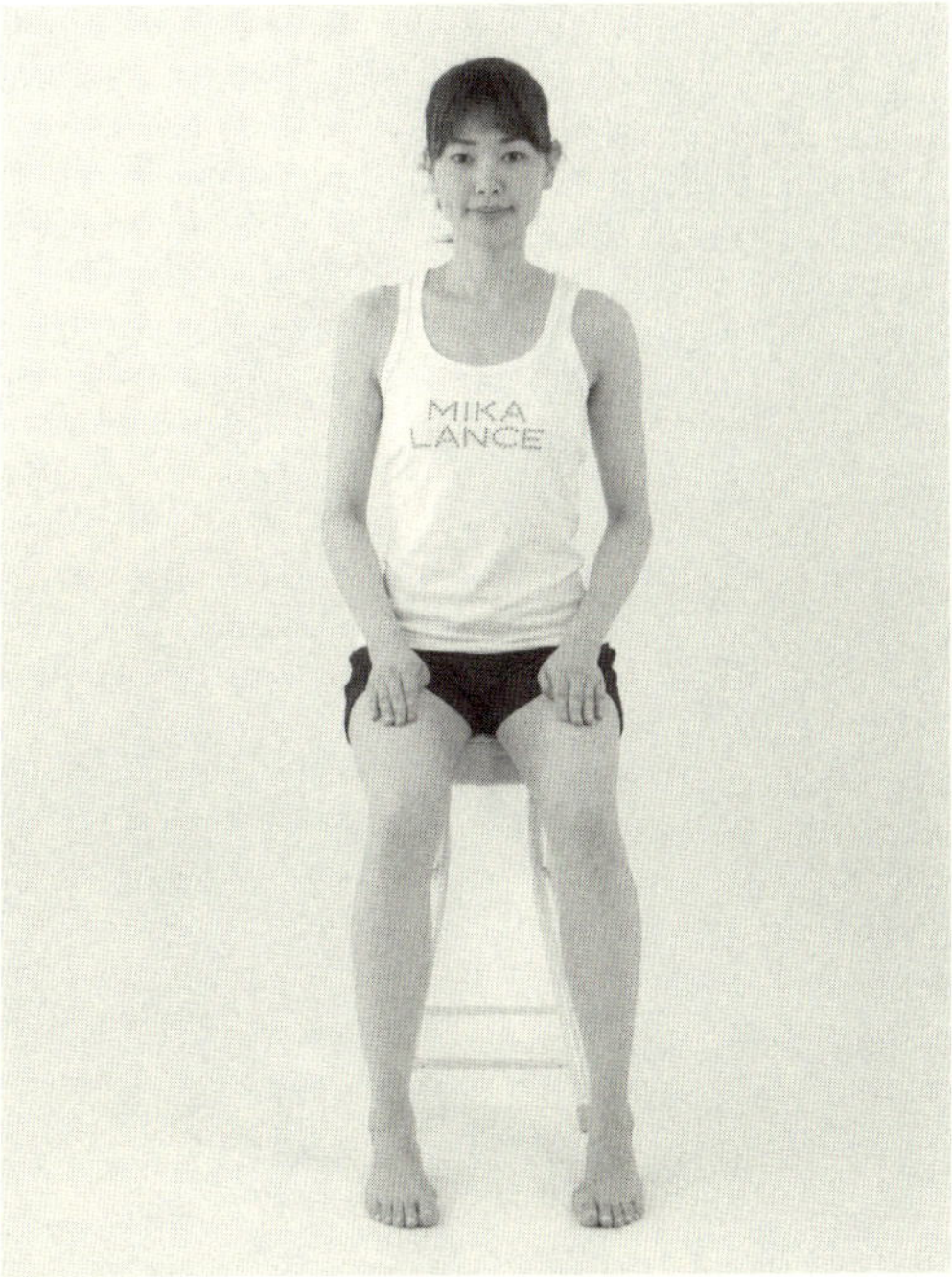

①

鏡の前にイスを置き、イスに浅く腰掛けます。脚幅は肩幅くらい。

ひねり手うで回し

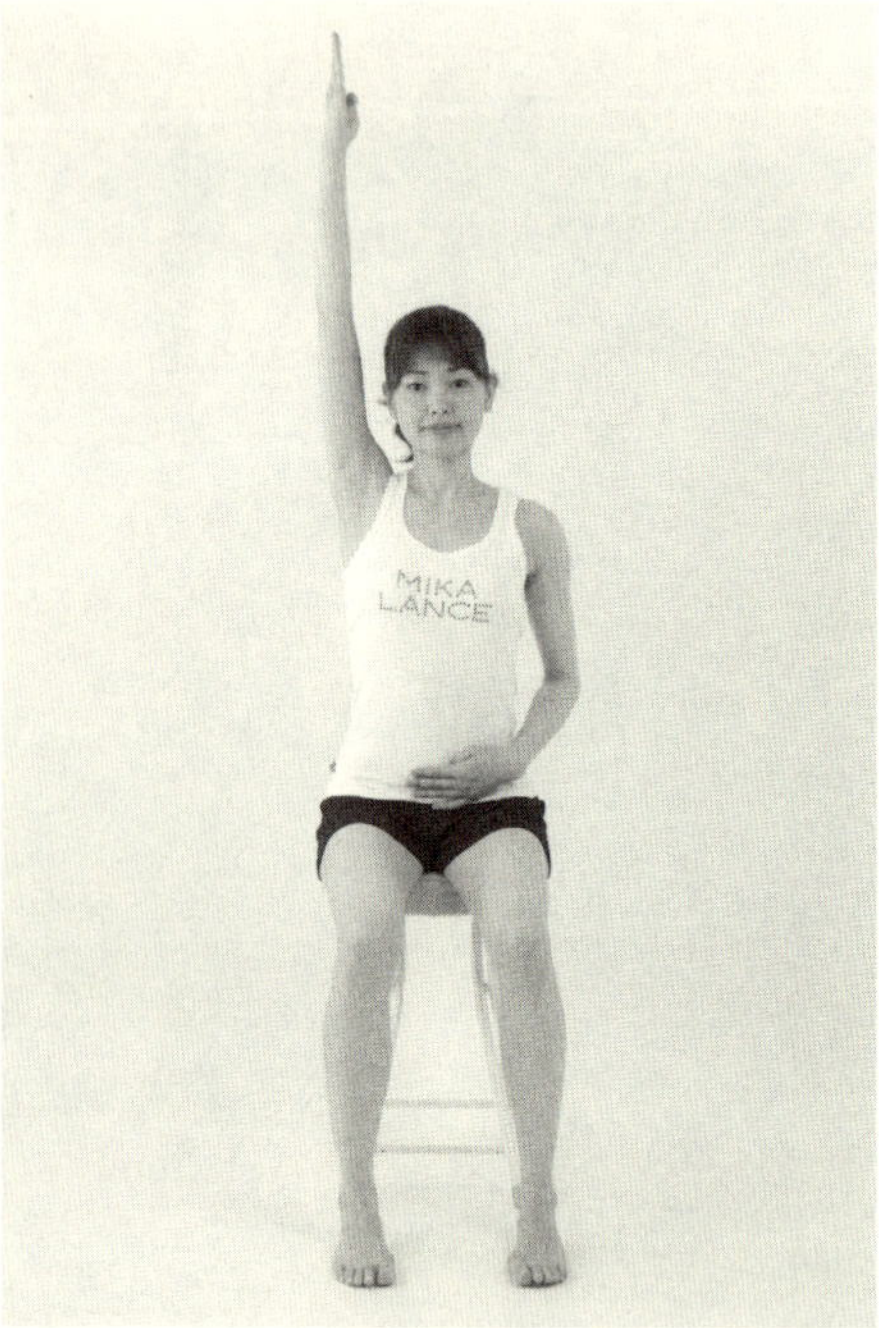

②

左手をお腹に添え、お腹が出ないよう気をつけながら、右手をまっすぐ上に上げます。親指は手のひら側にしまってください。

ひねり手うで回し

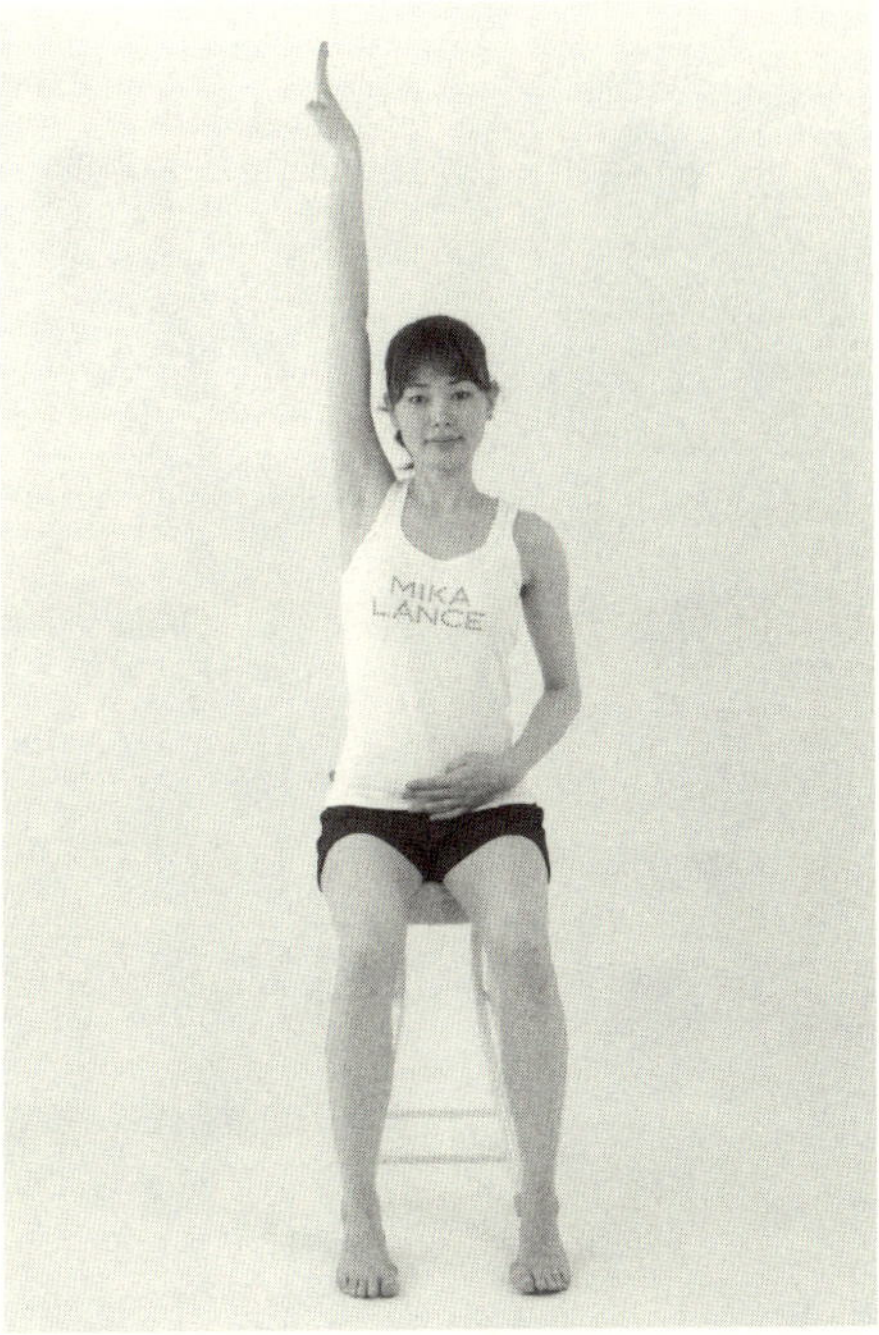

③

手の甲が自分側になるよう手のひらをひっくり返します。

ひねり手うで回し

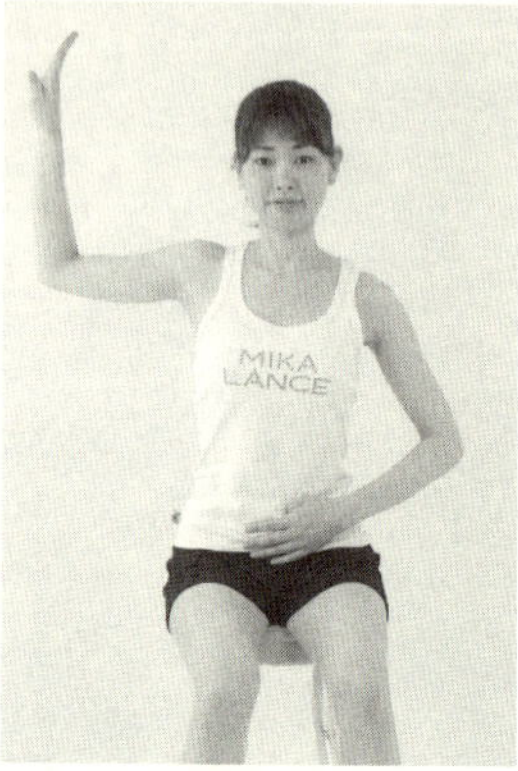

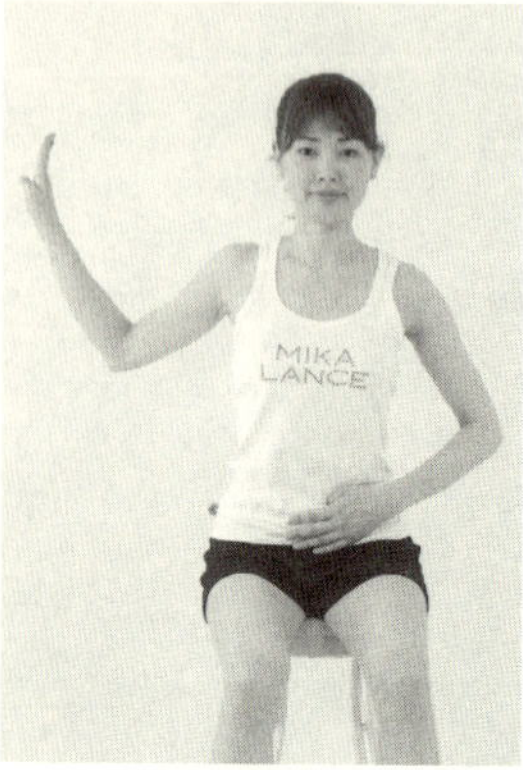

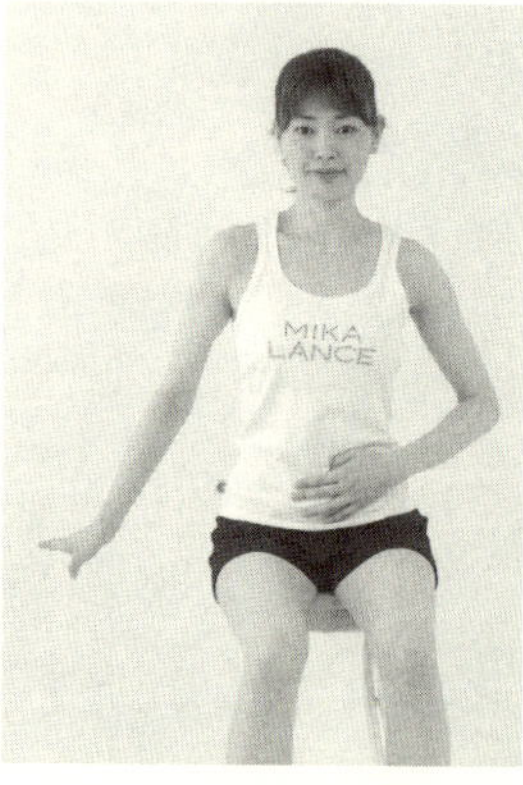

④

③の位置からひじを曲げながら手をおろしていきます。手をおろすときも、手の甲は自分の側を向くようにしてください。ここまでを3回行います。

⑤

手を変えて反対側も3回行って終了です。

このエクササイズは二の腕が引き締まるだけではありません。二の腕を効果的に動かすことで、腹斜筋や腹直筋に働きかけ、ウエストもキュッと引き締めてくれるのです。

そのためには、できるだけ回すひじから手先までを〝ひんにゃり〟となめらかに動かすこと。棒のように動かさないよう注意してください。

もちろん、肩甲骨も中央に寄せることは忘れないで。

手の指をひらひらさせながらおろすとさらに効果的です。

壁うで回し　正しい重心で肩甲骨を整える

このエクササイズでは、肩甲骨をさらに大きく動かしていきます。

立って行いますから、重心の正しいかけ方を体感できる利点もあります。いい壁を見つけたら、ぜひ行ってみてください。

壁うで回し

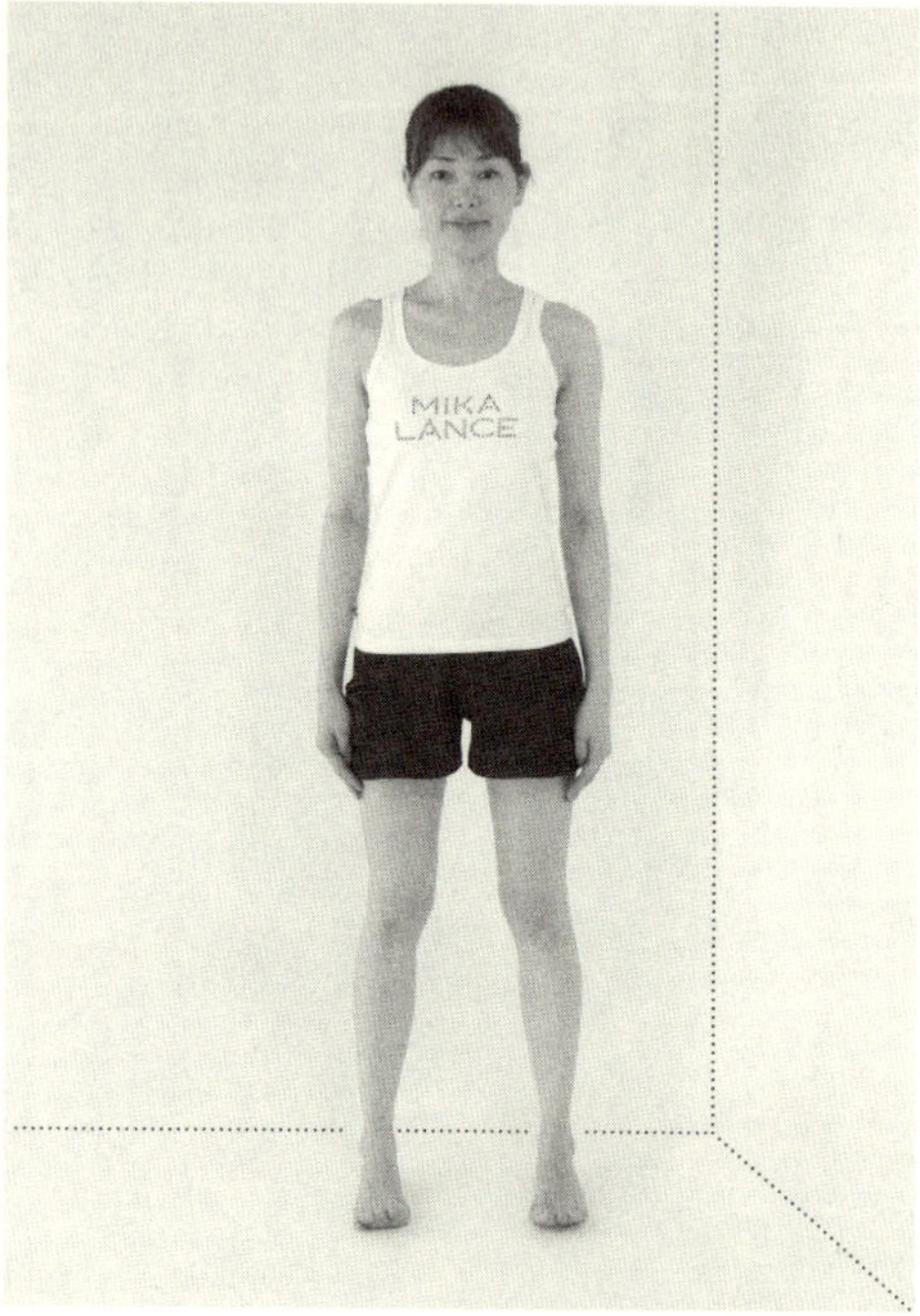

①

壁に直角になるように立ちます。この位置から肩をまわしていくので、壁からは少し離れて立ちます。脚は肩幅より少し広めにして、足の指を上げます。こうすることで重心のかけ方が正しくなります。

壁うで回し

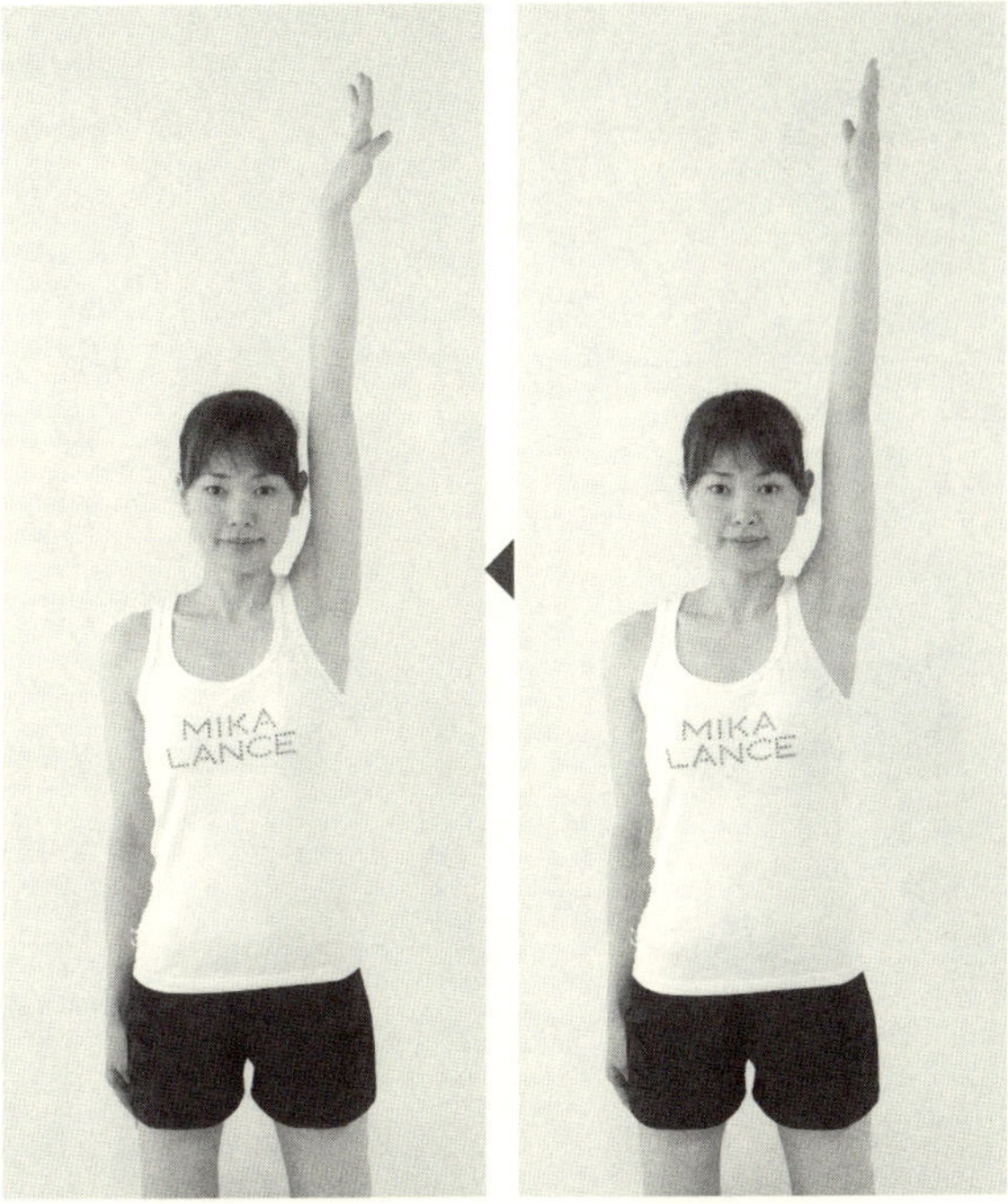

②

壁側の手を耳の横で高く伸ばします。手のひらが壁側を向くように手をひっくり返します。

壁うで回し

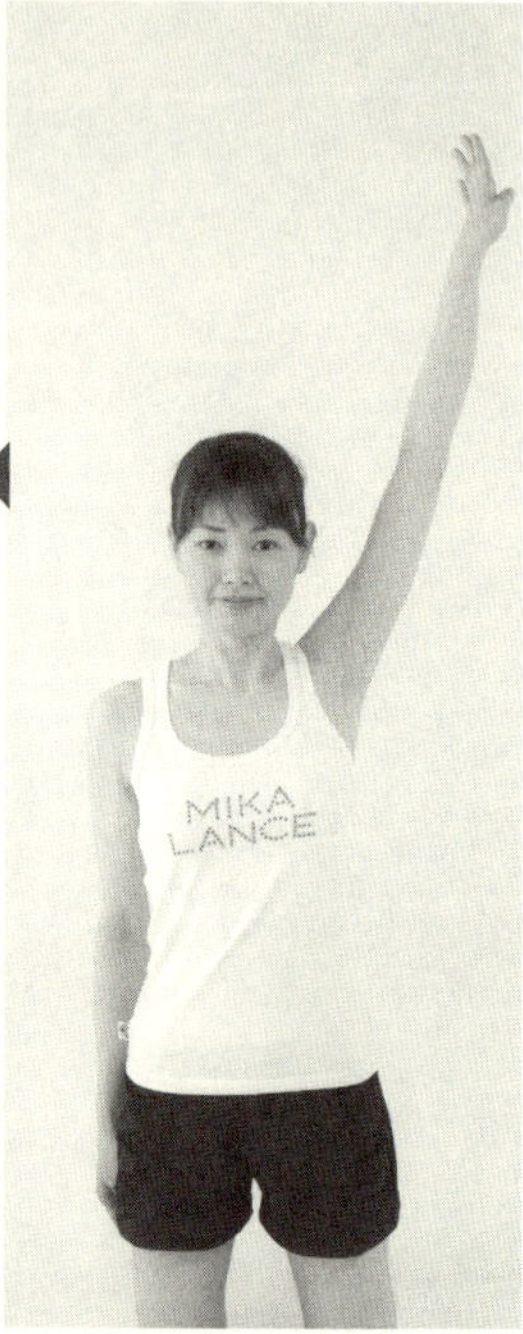

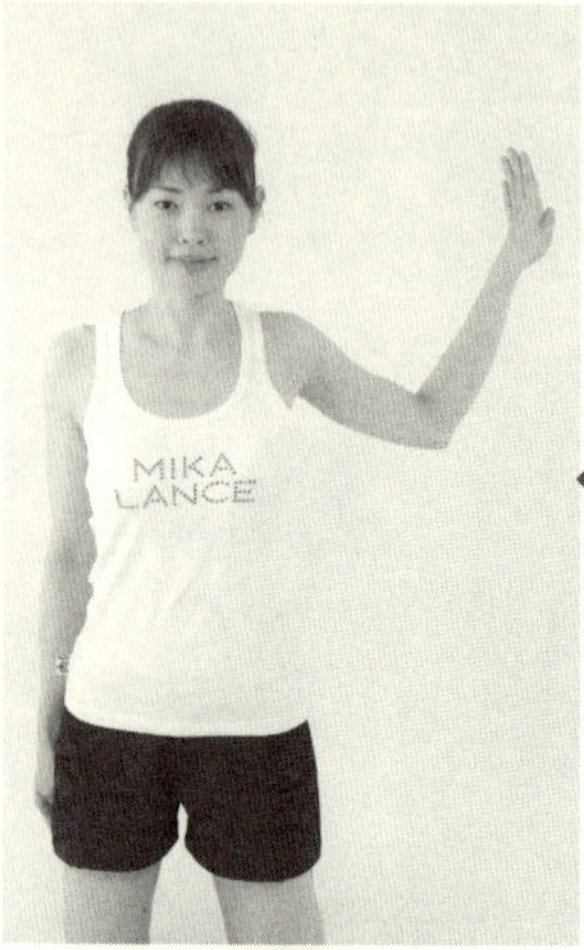

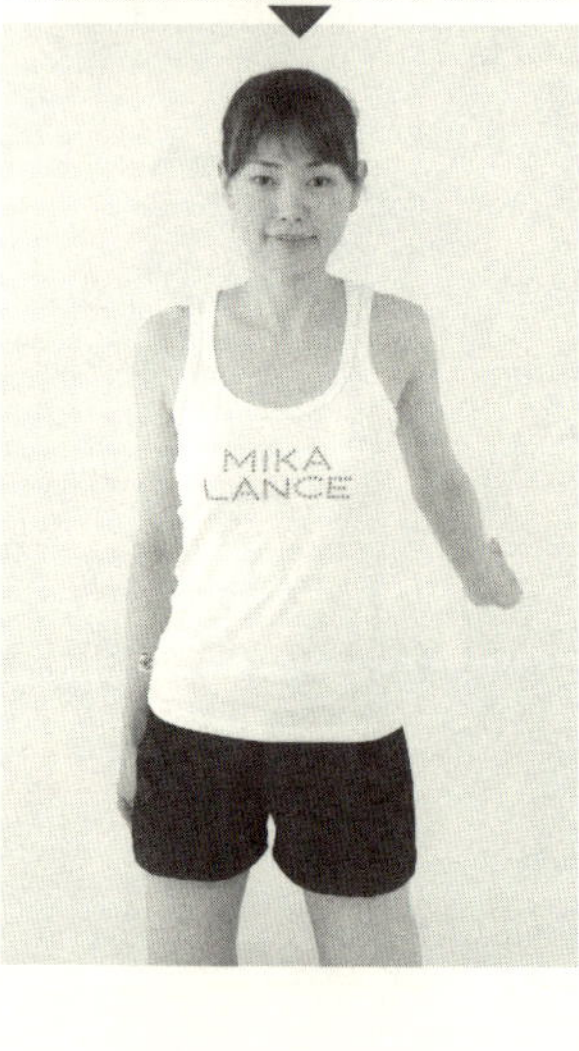

③

手のひらを壁向きにしたまま、体の後ろに大きくまわしていきます。

壁うで回し

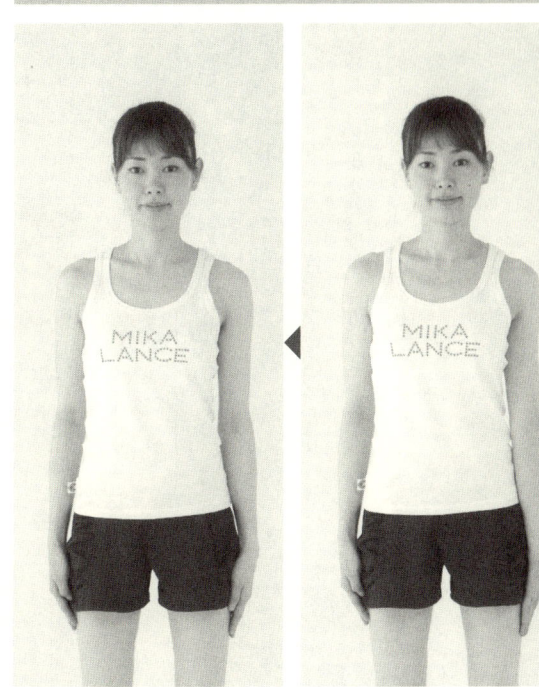

④ 下まで回したら、手をひっくり返して手のひらを体の脇にしっかりとつけ、指先を伸ばして1クール終了です。ここまでを5セット行います。

⑤ エクササイズは左右均等に、が原則ですから、片方が終わったら、体の向きを変え、もう片方のうでをまわしましょう。

いかがでしたか？

行ったほうの肩から軽くなり下がるのを体験できたと思います。肩こりにも絶大な効果があります。

ひじ回し　肩甲骨を下げ肋骨と胸を上げる

首を長く細くさせる胸鎖《きょうさ》乳突筋《にゅうとつきん》に働きかけ、さらに肩甲骨を下げ、小顔効果だけでなく、バストアップ、華奢な背中づくりに最大の効果を上げる。

たくさんの効果を発揮するのが「ひじ回し」です。

「ひじ回し」はＧＡＩＡでは何十年も指導してきた代表的なエクササイズです。

これを毎日続けたことで、バストがＡカップからＤカップになった人、ウエストが17センチ細くなった人、体重が7キロ減った人……驚きの実績を上げています。

ひじ回し

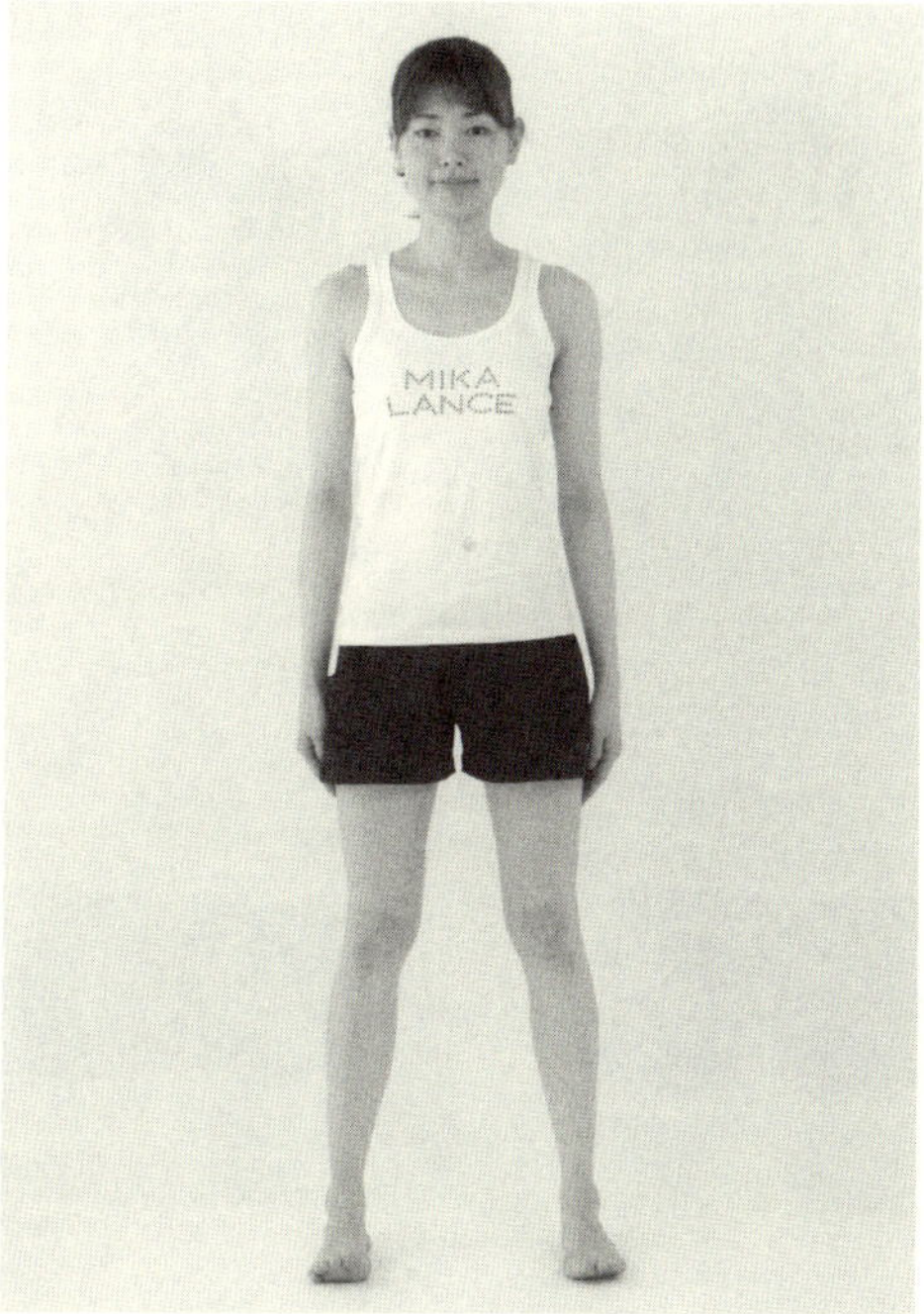

①

鏡の正面に立ちます。脚は肩幅より少し広く開き、足の指を上げます。

ひじ回し

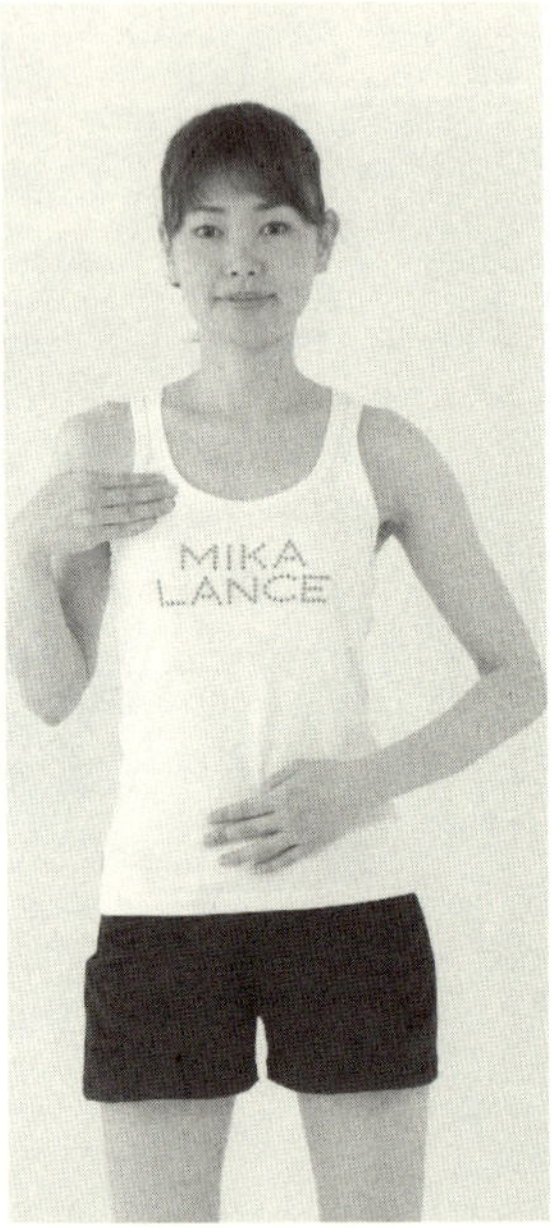

②

右手を右バストの上の筋肉に置き、左手はお腹に添えてお腹が出ないよう気をつけます。

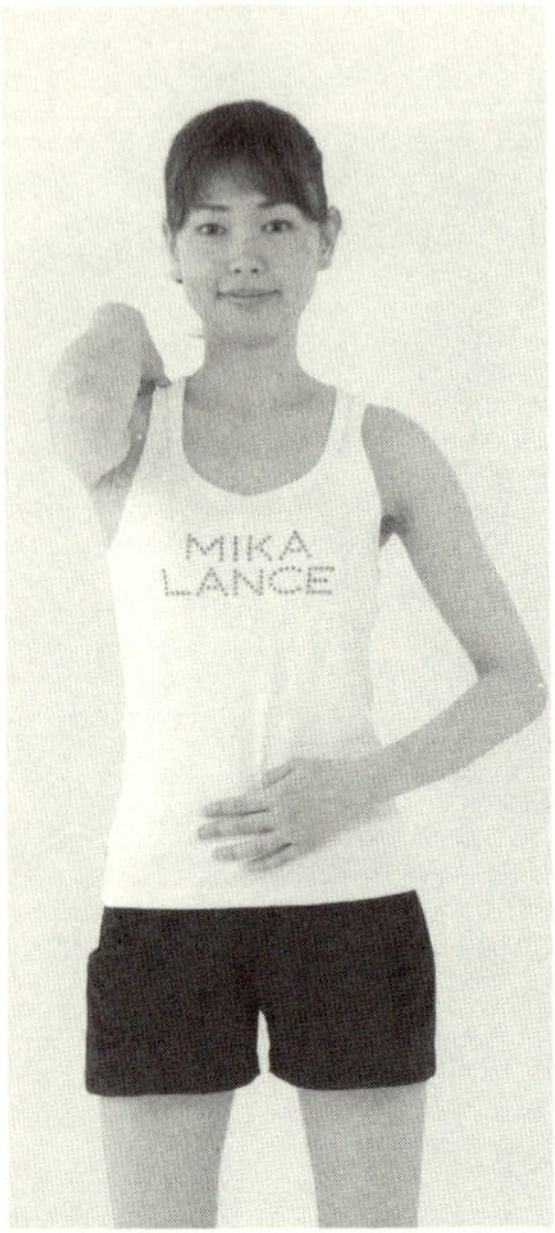

③

右手指でバスト上の筋肉を触ります。そこから手指を肩の前から後ろにすべらすように動かして、ひじを上げていきます。ひじの裏側が鏡に映るように、体にぴたりと添わせて、まっすぐに上げていきます。

ひじ回し

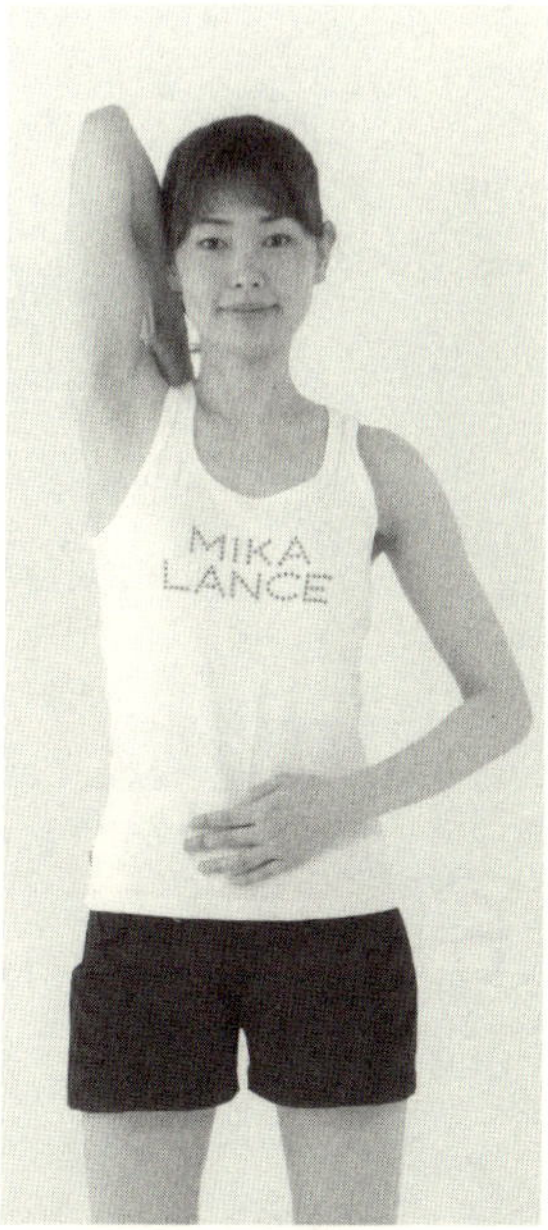

④

ひじをひじ頭が天井を向くまで上げて止めます。

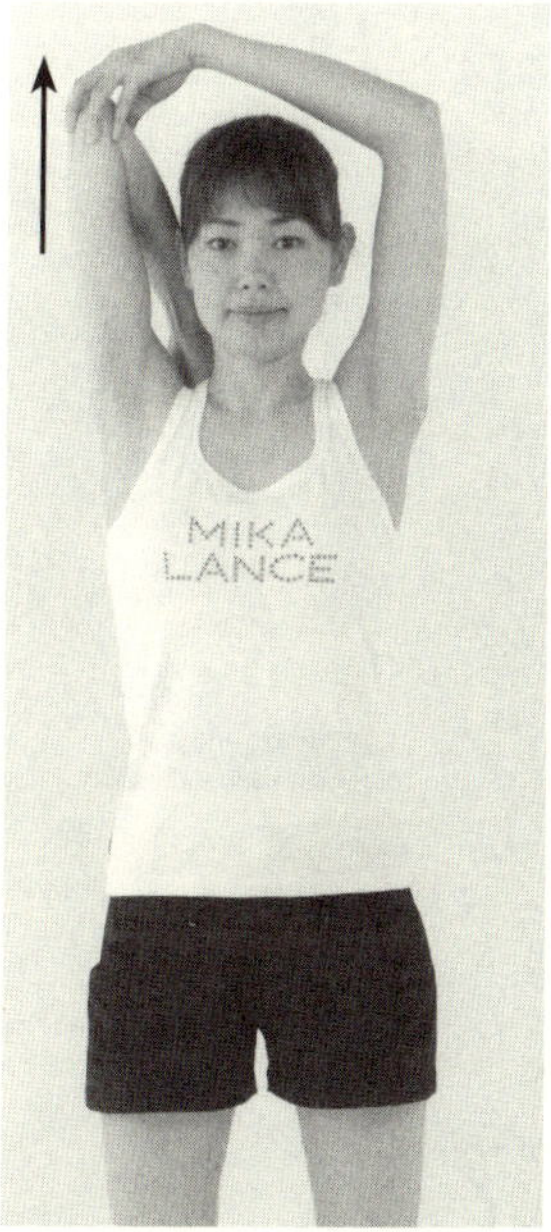

⑤

お腹に添えていた左手で右ひじ頭をカパッとつかみ、そのまま引き上げます。頭から10センチ程度引き上げるのが理想です。引き上げられるだけのびのびと引き上げたら、左手を外しもとのようにお腹に戻します。

ひじ回し

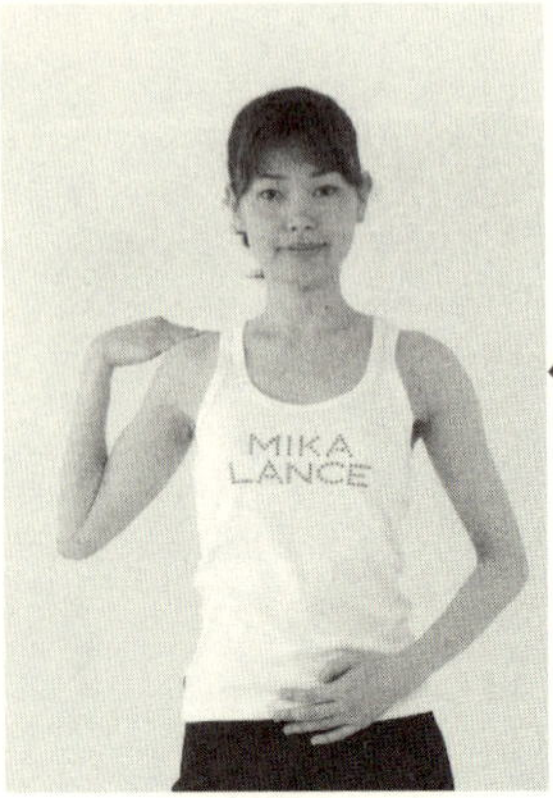

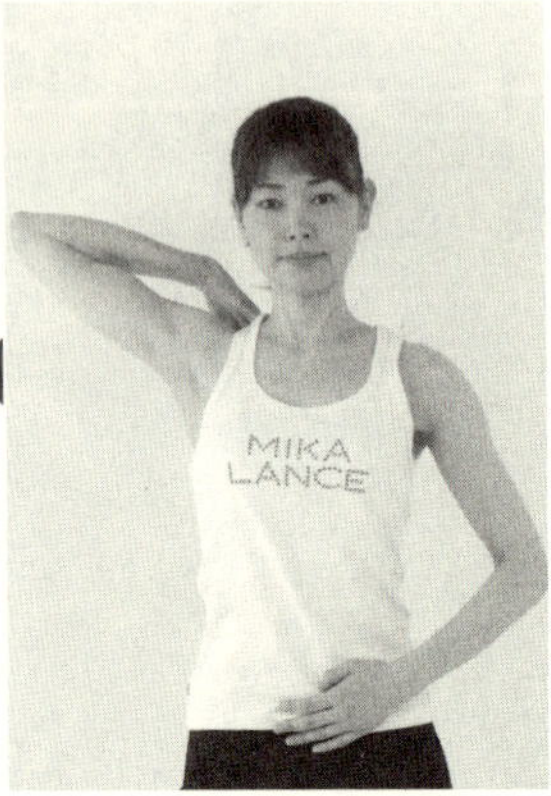

⑥ 体の中心軸がブレないように、胸を大きく張りながら、ひじを後ろへ大きく回します。肩甲骨が動き、肋骨が引き上げられることを十分に感じてください。

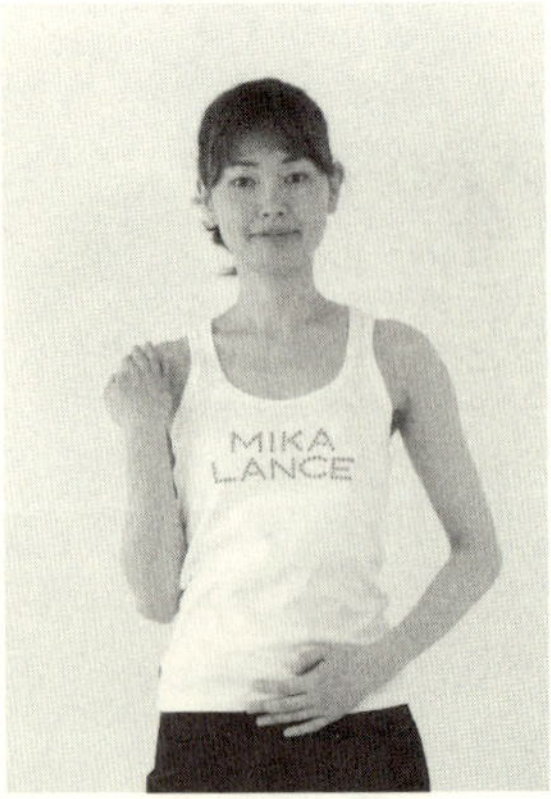

⑦

回しおえたらひじをウエスト位置に収めます。

ひじ回し

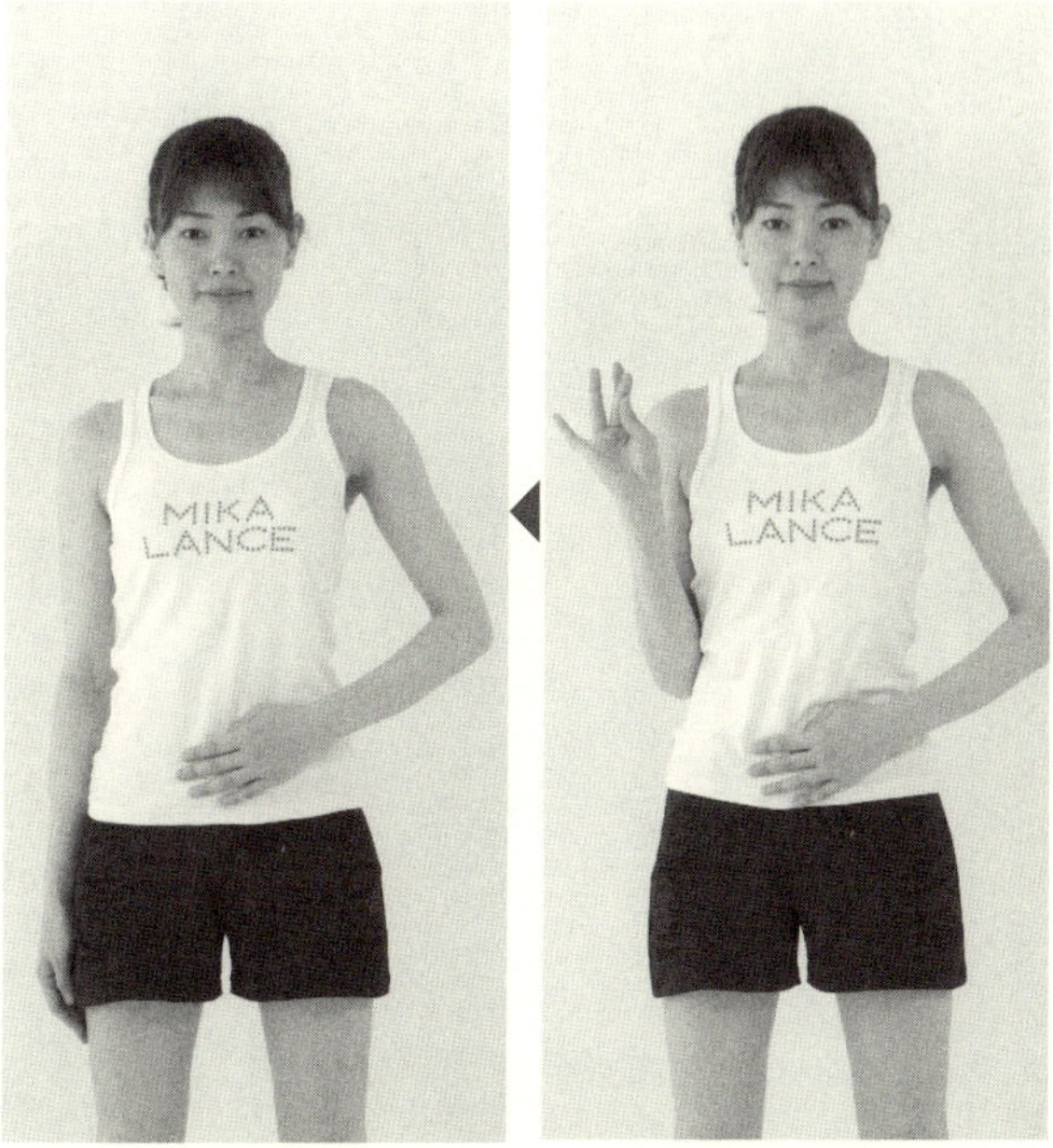

⑧ 手の甲が自分を向くようひっくり返してから、手の力を抜きストンと手を下します。ここまでを 3 回行いましょう。

⑨ 手を左右逆にして反対側も 3 回行います。

「ひじ回し」では、肋骨が上がり、胸の全面が広がるような感覚を体験できると思います。そうです、バストアップが期待できるのです。片方ずつ、グンと伸ばして、美乳を実現させてしまいましょう。

ここでは右手から行いましたが、背中で両方の手を片方は上から片方は下から組み合わせてみて、下にした手が組みにくいほうから始めるとより効果的です。固くなっているのはこちら側だからです。

人間の顔は左右対称ではありません。片方のバストが小さかったり、下がっていたり……それぞれに特徴をもっています。バストが小さいほう下がっているほうの回数を多くしてこのエクササイズをつづけていると、この左右差も気にならなくなります。

お尻たたき　股関節をゆるめて下半身を整える

「お尻たたき」は固くなった股関節やひざの関節をゆるめるためのエクササイズです。

小顔づくりで重要となる姿勢を美しくさせるためにも大切なのが股関節。股関節は上半身と下半身（2本の脚）をつないでいるため、ここが硬くなったりゆがむと、全身に影響が出てくるのです。

そこで「お尻たたき」。

こちらもGAIAの代表的なエクササイズで、体重10キロ減、ウエスト10センチ減もざら。脚のゆがみもなくなるからお尻の位置も10センチ高くなります。

今回はこの「お尻たたき」の基本的な動きに、足首の動きをプラスした欲張りな方法を紹介します。

足首の動きをプラスすることで、脚を細くする効果がさらに高まります。

お尻たたき

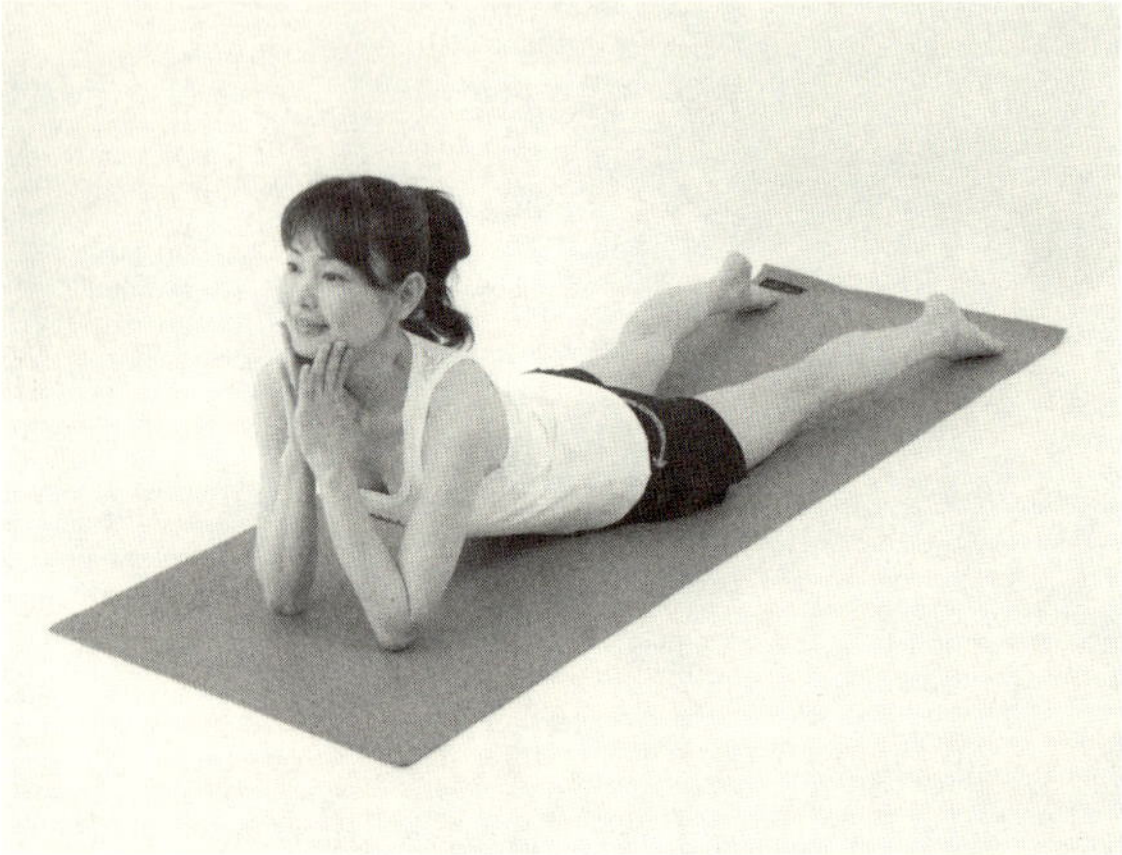

①

うつ伏せに寝てください。両足を肩幅より少し広く開きます。上半身を反らして顔を上げ、ひじを立て、親指以外の指４本をアゴの下に添えます。手をアゴの下に添えることで、肩の力が抜け、背中に入りやすい力をゆるめます。

お尻たたき

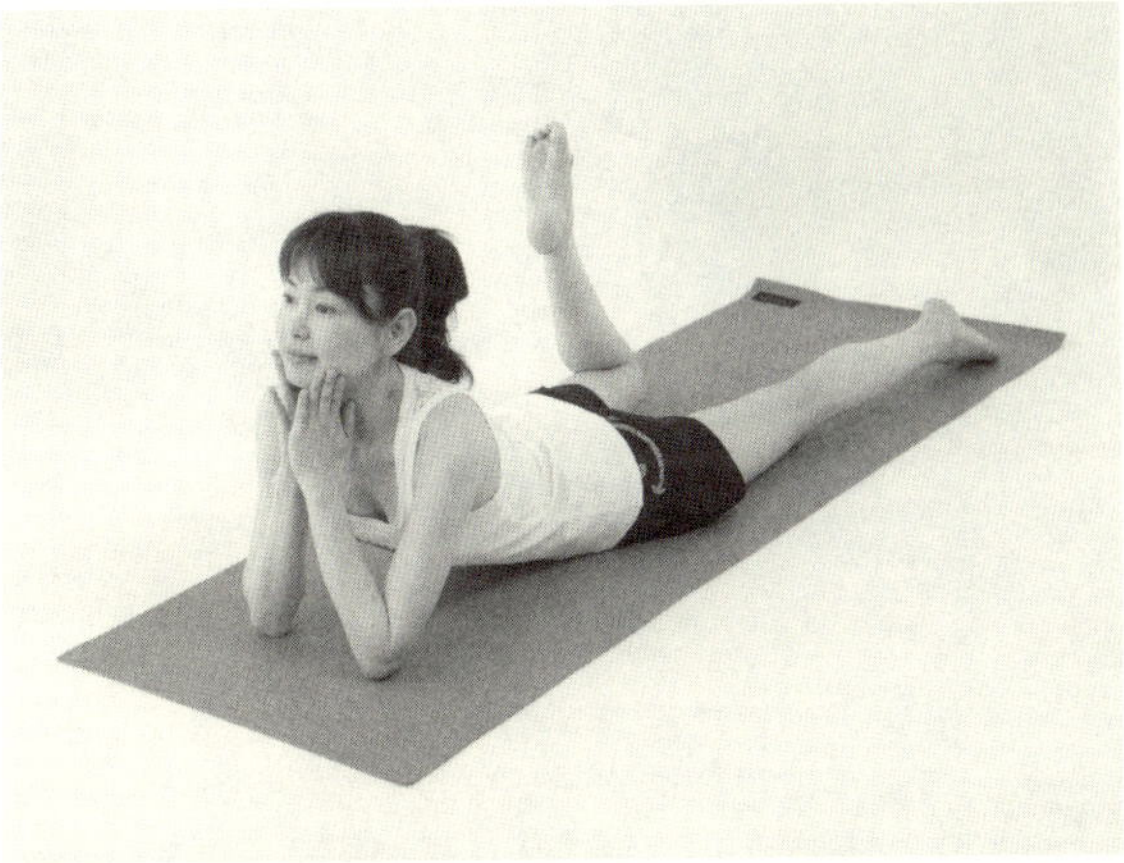

②　片方のひざをお尻の向きに曲げます。

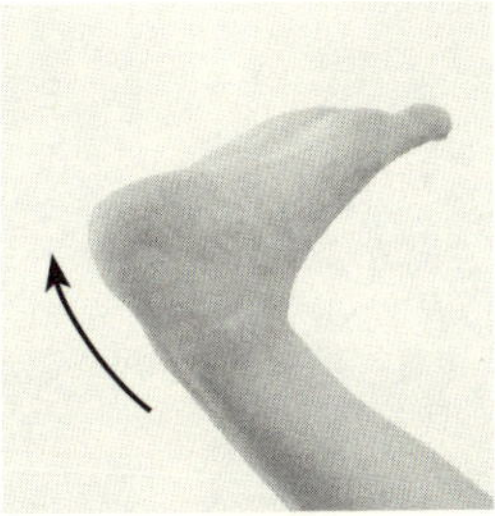

④　次に足の指を戻し、かかとをグーンと伸ばします。

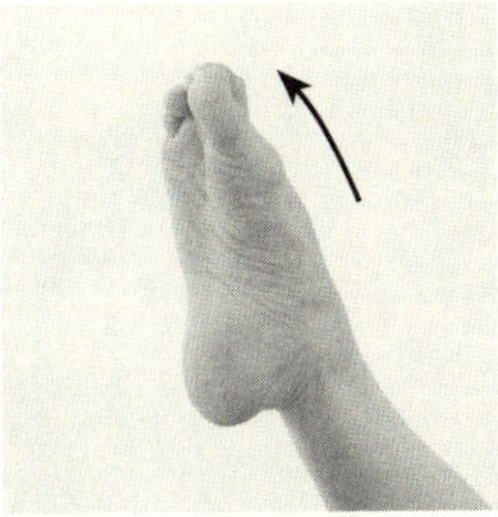

③　足の甲を伸ばし、足の指をキュッと丸めます。

お尻たたき

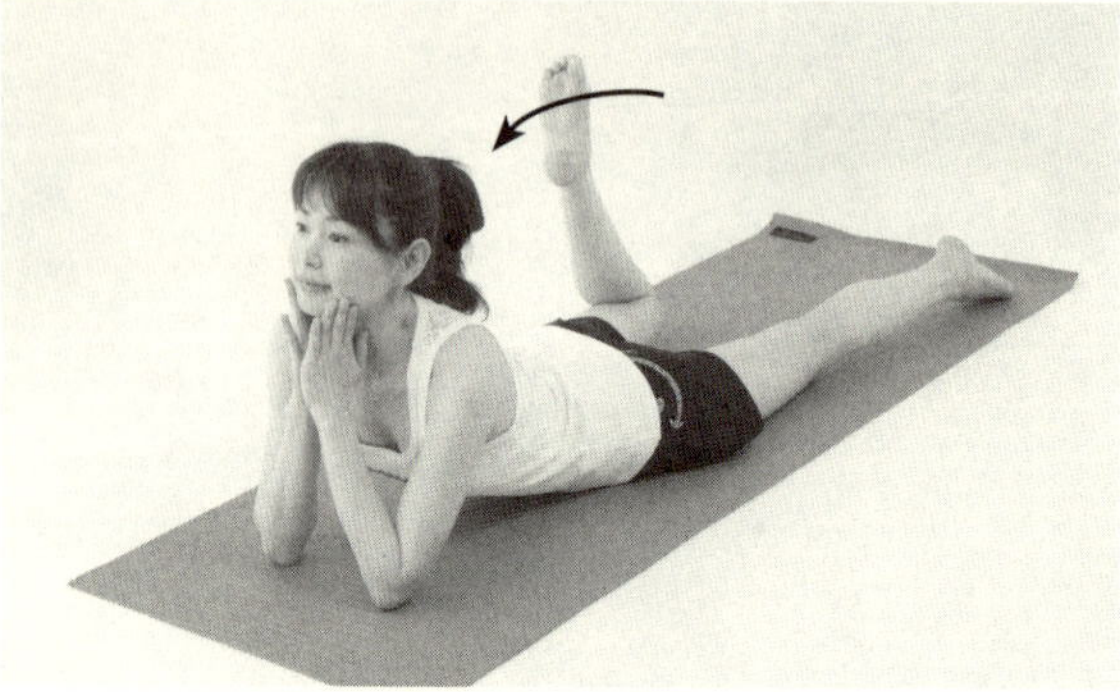

⑤ ③④の動きで足首を柔軟にしたら、バレリーナのように足底にアーチをつくり、かかとでトントンお尻をたたきます。思い切り伸ばすようにするのがポイントです。足の甲に必要以上に力が入らないように気をつけます。

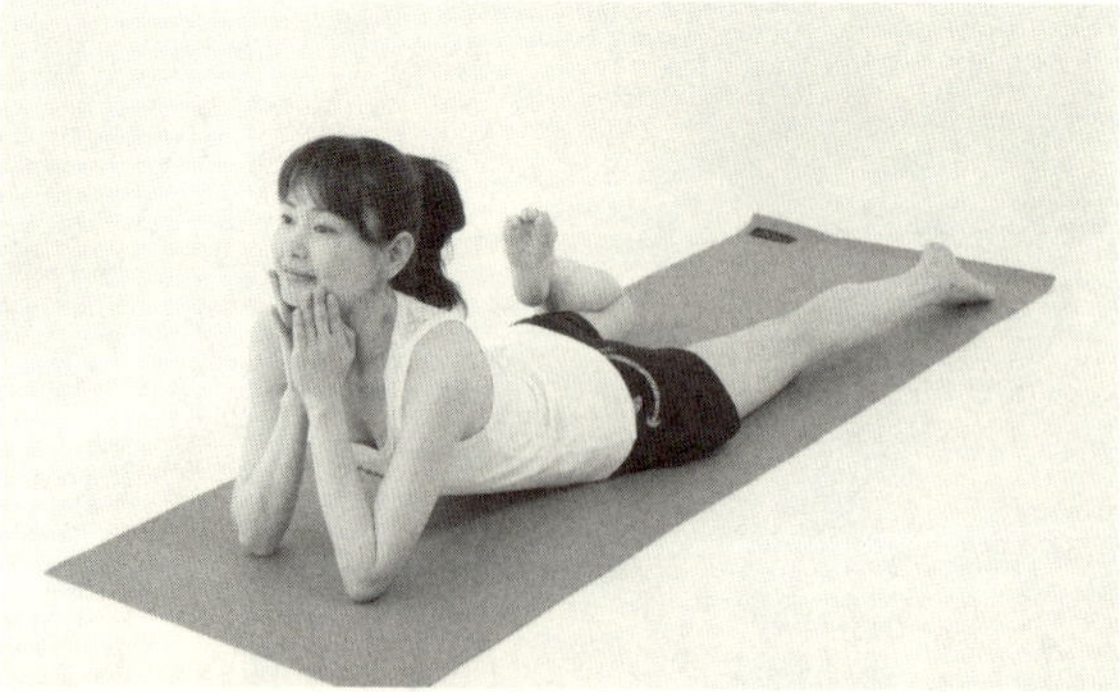

⑥ 「1、2、3、4、5」と5回お尻をトントンかかとでたたきます。これを3回繰り返してください。

⑦ 脚を変えて同じように行います。

いかがですか？　ベッドの上で寝そべってできるエクササイズだから、テレビを見ながらでもOKです。股関節がのびのびと伸びてとっても気持ちよく続けられるはずですよ！

ひざ裏たたき　ひざ裏を伸ばして脚を細く長く整える

「ひざ裏たたき」はひざ裏を伸ばし、下半身をほっそりと整えるエクササイズです。こちらも何年も指導させていただいているエクササイズで、具体的には、たった1回行うだけで太ももが1センチは細くなります。

1週間続けただけで、太ももが5センチくらい細くなった方もいます。

さて、ひざ裏を伸ばすことと小顔とはどのような関係があるか。

ひざ裏が伸びると足底にきちんと力が入り、脚がまっすぐに伸び、前傾していた骨盤も正しくなります。骨盤が正しいと背骨も正しく首まで伸びるのです。

「ひざ裏たたき」は、股関節も整える動きですから、股関節の歪みも解消されさらに下半身が整います。

足底にしっかりと力が入ると背骨がのびのびと伸びる、首も伸びる。本書で何度もご説明しているように首が伸びることと顔が小さくなることはワンセットですから、必然的に顔も小さくなるわけです。

背骨の関節や首の関節が無理なく伸びれば、肩に余計な力もかかりません。肩甲骨も下がりさらに小顔効果を高めます。

顔にだけアプローチしても、小顔をキープすることはできません。「ひざ裏たたき」のように、一見小顔とは関係ないような下半身のエクササイズも取り入れることが重要なのです。

本書をお読みの方はもうおわかりですよね？

では、始めましょう。

ひざ裏たたき

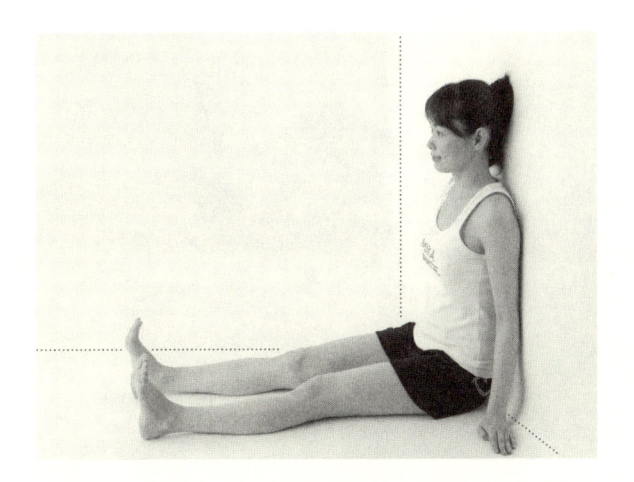

①

壁に背中と腰をぴったりとつけて、座ります。両足は腰幅程度に開いて伸ばし、かかとを立てます。

ひざ裏たたき

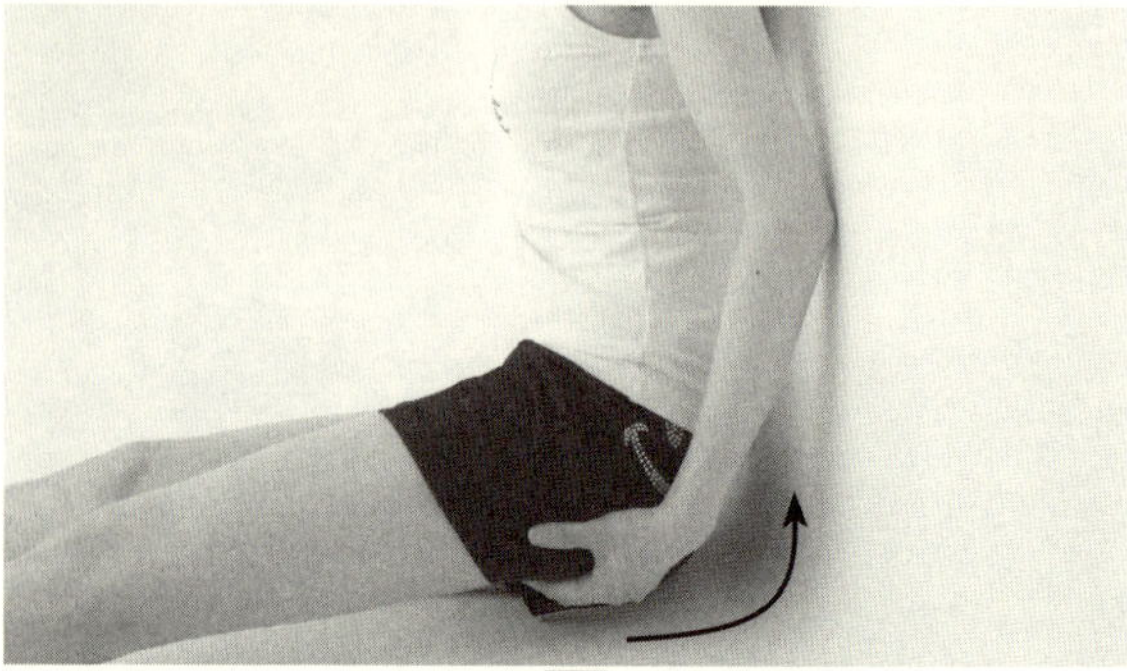

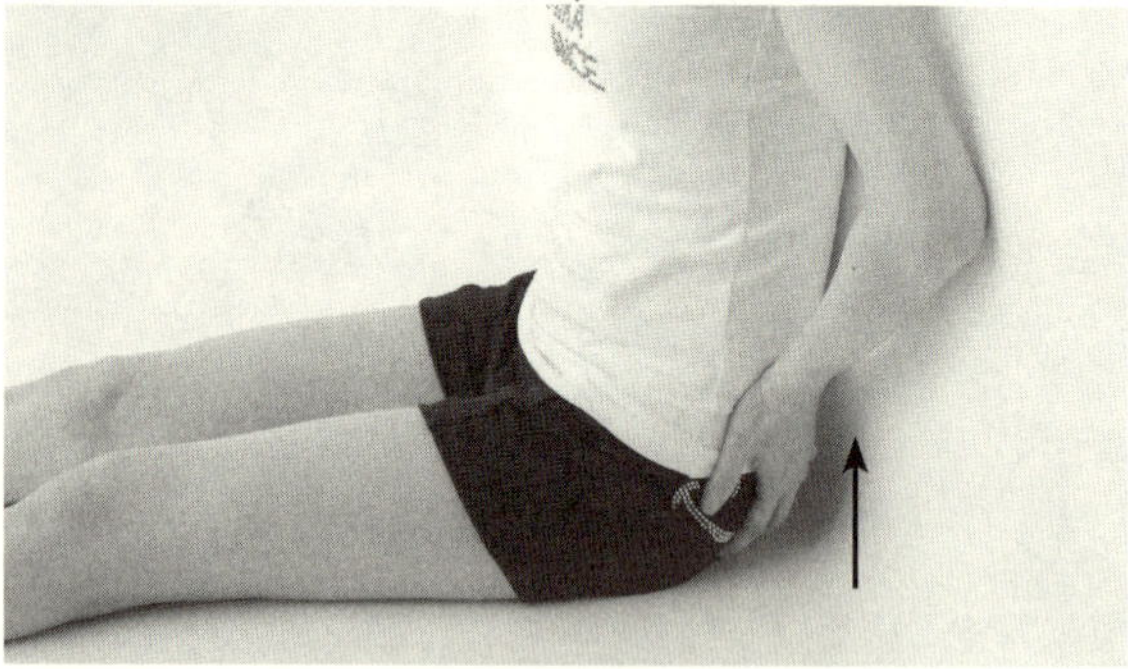

②

座ったら、片方のお尻を浮かせて、脚の付け根あたりに手を入れます。そのまま手でお尻の肉を持ち上げてから、ストンとお尻を落としてください。反対側も行いましょう。これで、坐骨が整い、腰や太ももに余計な力が入らないようになります。

ひざ裏たたき

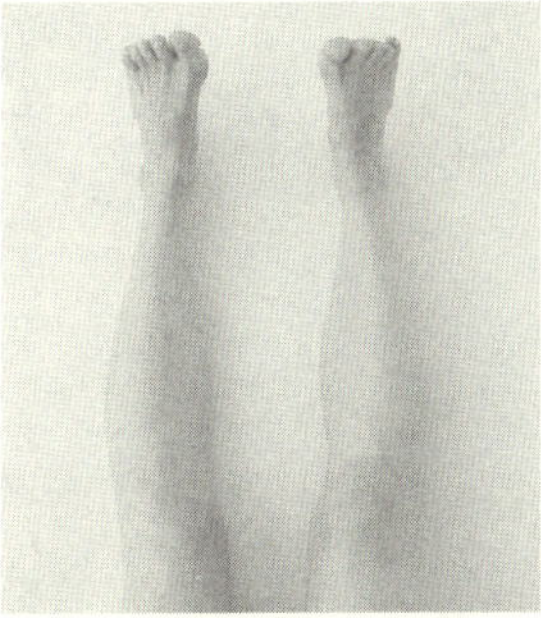

③

かかとを伸ばし、足の中指と薬指がまっすぐ上を向くようにつま先を立てます。ひざ頭をできるだけ真上に向けて、脚の歪みを正す効果を高めます。

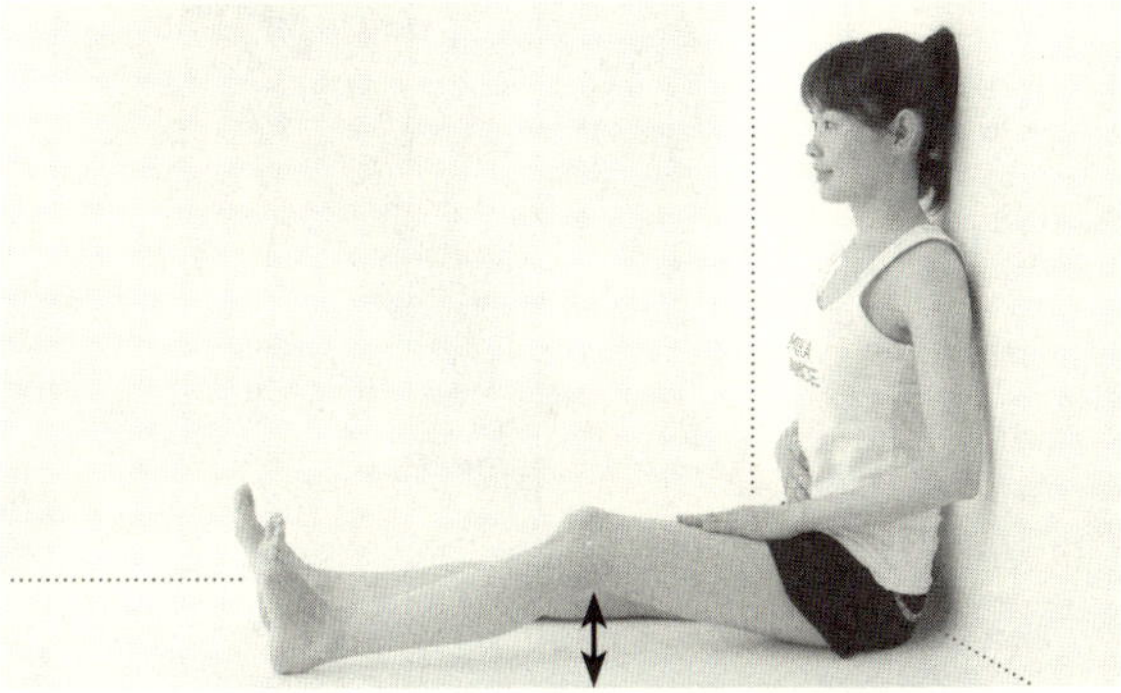

④ 右手をお腹にあて、左手を左脚の太ももに置いて、左脚のひざ裏で床をトントンとたたきます。「1、2、3、4、5」「1、2、3、4、5」と数えながら10回。ひざをあまり曲げずに軽く振動させるようにして床をたたくのがコツです。

⑤ 手と脚を変えて、右脚も同じようにトントン10回。左右交互に5セット行いましょう。

いかがでしたか？　お腹に手をあててお腹が出ないようにして行うのもポイントです。

太ももに力が入ってしまうという人は、坐骨を整え、骨盤を立てること、かかとをよく意識すること、つま先をまっすぐに立てることに気をつけてくださいね。

ゆび回し　末端からほぐして二の腕と首を細くする

ゆびを回すことが、なぜ小顔とつながるのか。

それはゆびの関節がやわらかいかどうかでその他の関節がやわらかいかどうかがわかるからです。

体の状態は末端によくあらわれます。

スポーツのプロ、ダンスのプロ、歌舞伎の女形……ゆびがしなやかに美しく動く人は全身の動きもしなやかです。ゆびの動きが美しいバレリーナ、韓流アイドル、みんな小顔ばかりですね。

「ゆび回し」は二の腕を細くし、デコルテにも働きかけ首を長くする効果が抜群。首を長くすれば顔は小さくなるわけですから、ここにも秘密があります。

「ゆび回し」エクササイズは簡単です。指を立てて、右手は反時計回り、左手は時計回りに回すだけ。

体の外側にある筋肉は、たくましい硬い筋肉です。外側から内側に回すのは、体の内側のやわらかい筋肉をつくり上げるため。

ここではイスに座ってゆびだけ、手首から、ひじから……と3段階にわけていますが、ゆびを回すだけなら、どこでもできます。

朝起きてひと回し、通勤途中にひと回し、パソコンを打つ手を休めてひと回し……。

時間を見つけては、積極的に生活の習慣にしてしまいましょう。毎日せっせと回しましょう。

ゆび回し

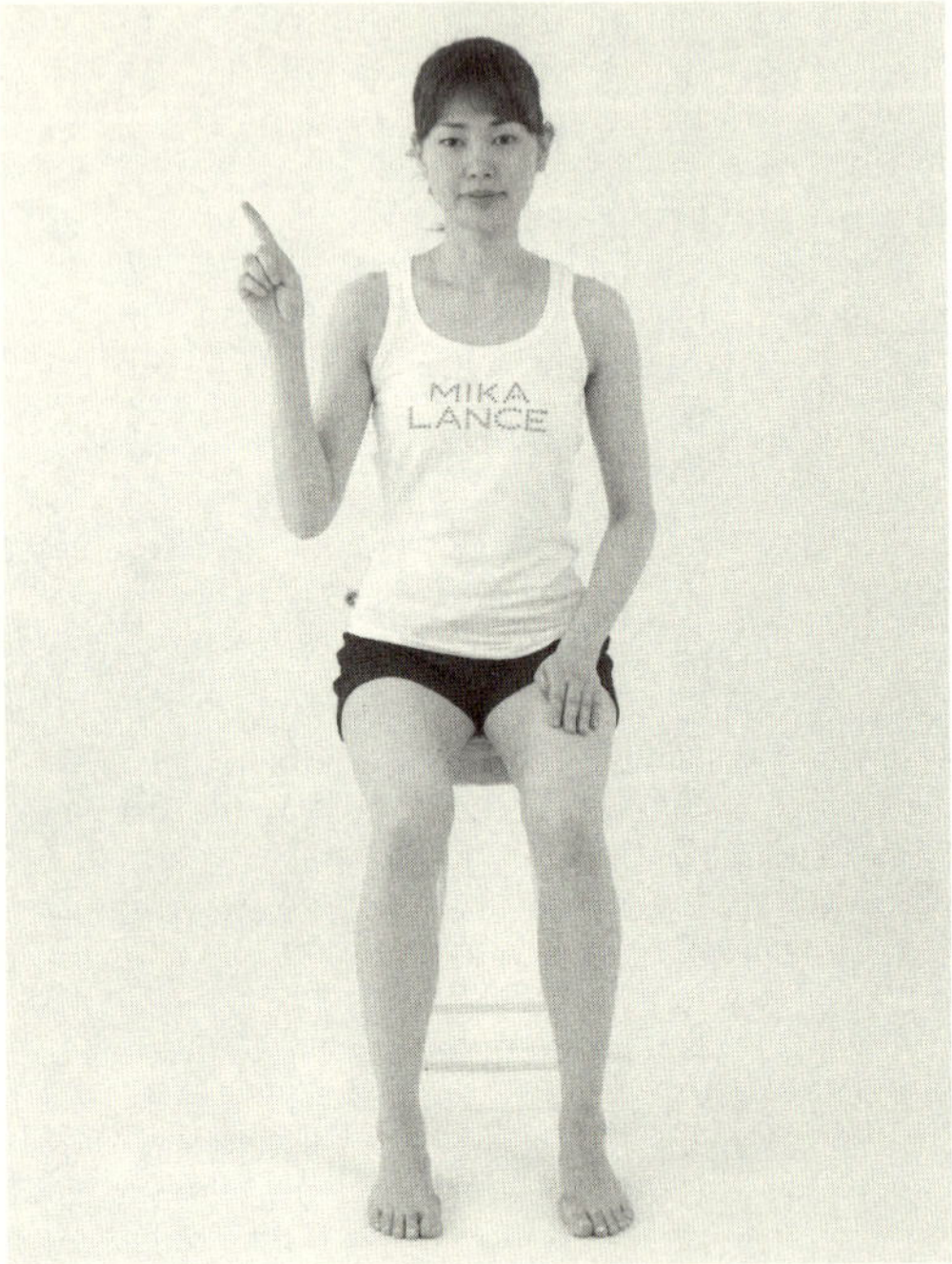

①

イスに軽く腰掛け、脚を肩幅に開きます。足は中指と人差し指をまっすぐにします。少し内また気味になりますが、ひざ頭は両方ともきちんと前を向かせます。体の横で右ひじを曲げ、右の人差し指を立てます。親指は他の３本の内側にしまって軽く握り、手首はまっすぐに。もう一方の手は太ももの上に。

ゆび回し

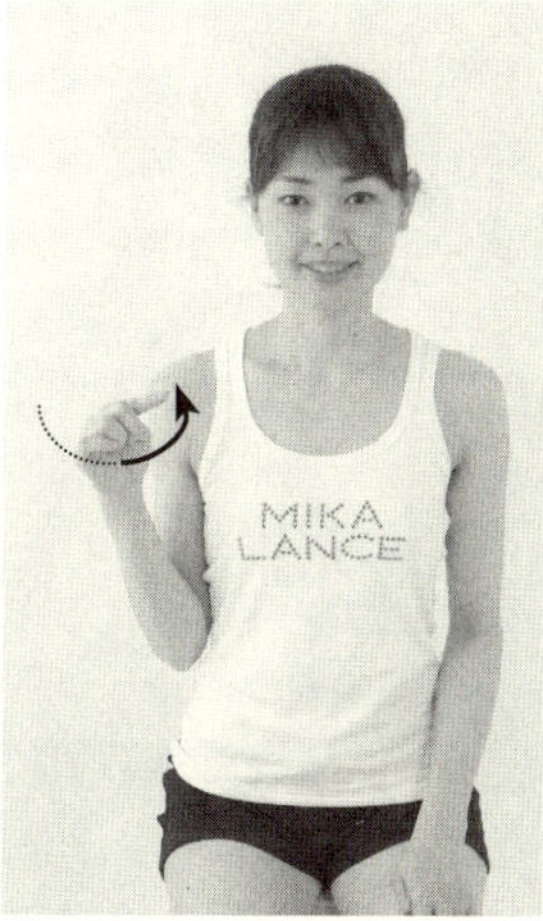

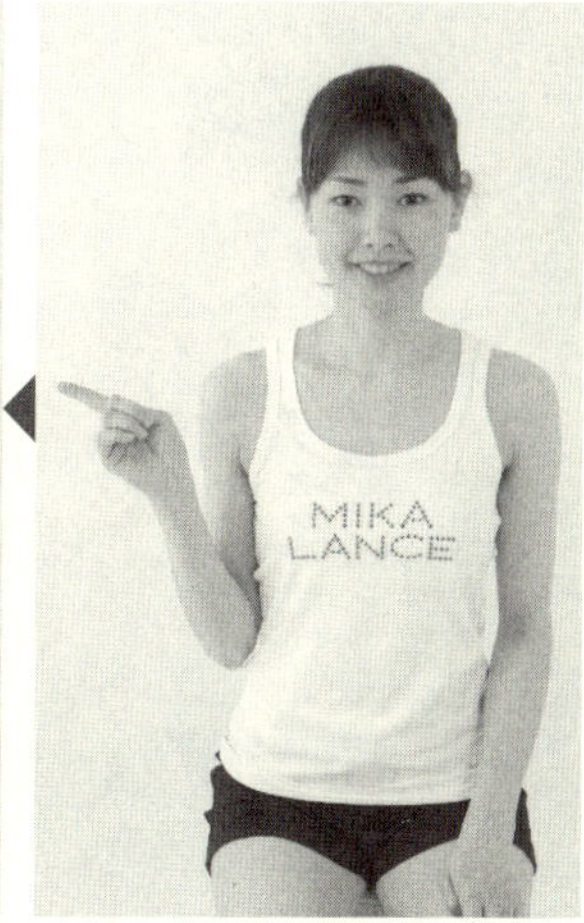

②

人差し指を外から内へ反時計回りに回します。ゆびの根本からしっかり、ゆび先で水平に円を描くイメージで5回、回しましょう。

ゆび回し

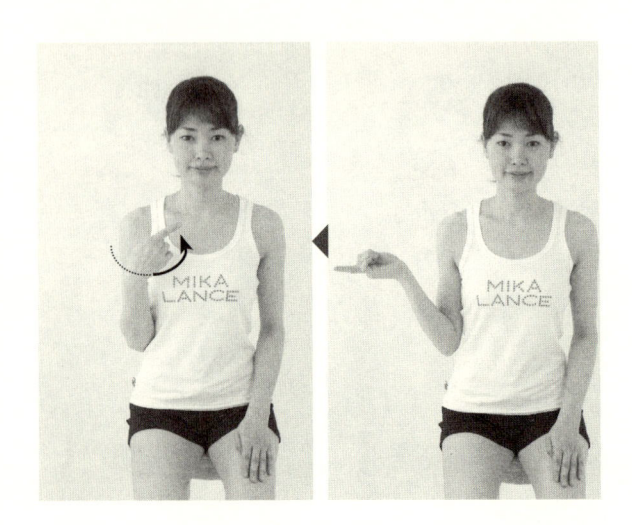

③

次に手首からゆびを回します。ゆびで誘導するように手首を回すとスムーズです。外側から内側へ反時計回りに、手首を曲げながら可動域いっぱいに回します。こちらも水平に円を描くイメージで５回。

ゆび回し

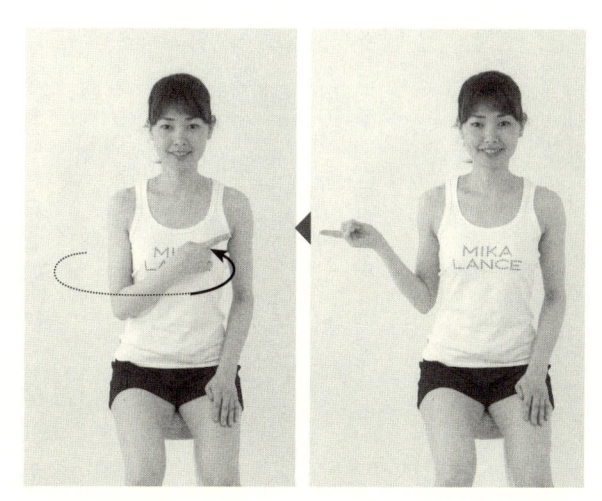

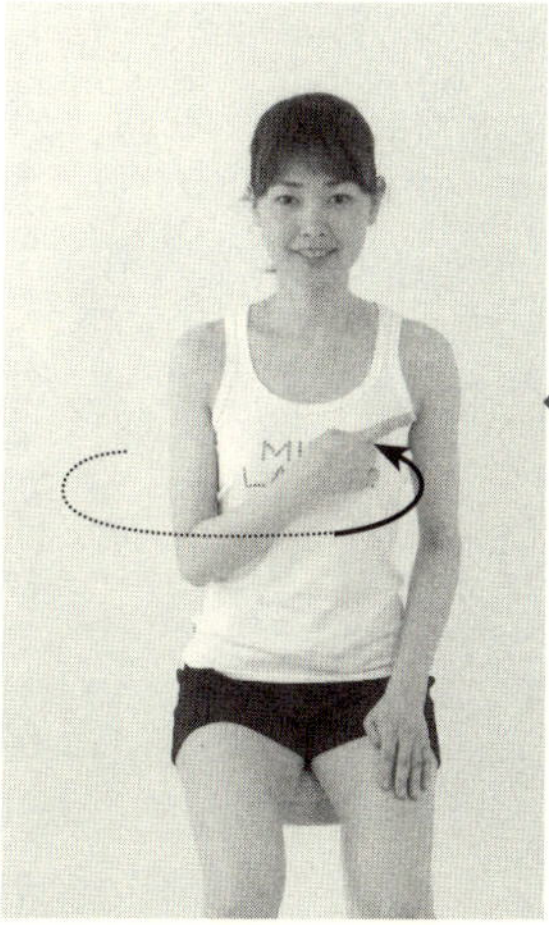

④ 最後にひじからゆびを回していきます。できるだけひじを体の横から離れないようにキープして、大きな円を描くように5回。ゆび先からひじまでをゆっくりと前から後ろへ反時計回りに回します。ここまでを3セット行いましょう。

⑤ 手を左右変えて、同じように左側のゆびを外側から内側に、時計回りに回していきます。ゆびだけ、手首から、ひじから、それぞれ5回ずつを3セット。

ゆび回しはさまざまな効果がありますが、まずは手首にある靭帯《じんたい》の屈筋支帯《くっきんしたい》を引き締めます。これは筋肉を束ねる腱ですから、ここが引き締まることによって、うで全体の筋肉が細くなります。

また手首より下にある深層筋の方形回内筋《ほうけいかいないきん》。ここに作用し、手首・うでが引き締まり、末端からの血液やリンパの流れを促進します。ひじの内側にある浅指屈筋《せんしくっきん》は、「ゆび回し」の動きをサポートして、二の腕にその作用を伝えます。

ゆびを使うことは認知症の予防にも役立つことはよく知られています。

このようにゆびを回すだけで、肩や二の腕への効果、血液やリンパの流れを促進する効果、そして脳への効果もあるのです。

小顔のマッサージ

表層と深層に働きかける

— *Part 4* —

小顔と美肌は同時に叶うものなのです！

誰もが小顔になりたいと思っています。そして美肌になりたいとも思っています。

「でもどちらも手に入れたいなんて欲張りですよね？」

いいえ。そんなことはありません。

いつもむくみがあって顔がぱんぱん、エラまわりに肉がついて顔が大きくみえる、面長でアゴまわりに肉がつくと顔が長く見える……こうした顔の大きさの悩み。

色が黒くて色白さんがうらやましい、シワが増えてきた、なんだかたるんできたみたい、いつも肌がカサカサしてる、肌が脂ぎっている……こうした肌質の悩み。

じつはどちらも根本を見直さなければ、最終的に解決しないのです。

骨は筋肉との連携プレイで動きます。

骨のまわりには毛細血管も神経も張り巡らされています。

人間の血管の長さは地球を2周半するとも3周半するともいわれ、皮膚の表面に毛細血管で栄養を運んでいます。栄養が皮膚の表面まできちんと届いている肌は新陳代謝もよく色白で透明感があります。また、シワやたるみは筋肉の弾力と関係します。だから、肌質の問題も、顔の形の問題も、骨や筋肉を整えることによって、解決するのです。美肌をつくるためには、Ｐａｒｔ３で紹介したエクササイズがとっても効果的なのです。

とはいえ、リンパ・血液の循環をよくする即効性のあるマッサージも知りたい！という方のために紹介するのが、ＧＡＩＡ流の「小顔矯正テクニック」。リンパや血液の流れをよくするだけでなく、肩甲骨や首の柔軟性を高める「フェイス＆ネックマッサージ」。そして、とくにほうれい線に劇的な効果のある「舌マッサージ」です。

この２つさえ習得すれば、もう怖いものなしです！

フェイス&ネックマッサージ

リンパ・血液の循環を促し肩甲骨・首を整える

一般的なフェイスマッサージは、右側の顔を右手で、左側の顔を左手で行いますが、GAIA流は違います。右手で顔の左側を、左手で顔の右側をマッサージします。

こうすることによって、同時に肩甲骨にも働きかけ肩甲骨もやわらかくして小顔効果を高めるのです。また最後に首を回すことによって、首をやわらかくさせ、さらに小顔効果を高めます。

お風呂上りに化粧水をつけた後、行うのがおすすめです。「化粧水を付けたらマッサージ」を習慣にしてしまいましょう。これなら毎日続けられます。

このマッサージでは、薬指、中指、人差し指の3本のゆびを使います。ポイントは、1眉上、2こめかみ、3耳横、4耳下腺、5アゴ骨、6首(胸鎖乳突筋)の6カ所です。

これらを3本の指の第一関節と第二関節を曲げて、とくに薬指に力を入れてマッサージ。モミモミしたら、最後に少々力を入れてパッと放すのがコツです。

フェイス&ネックマッサージ

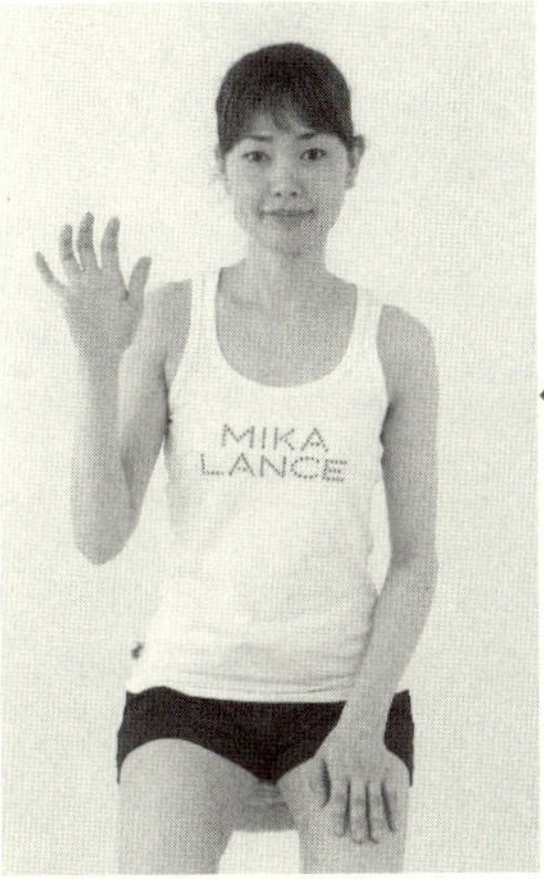

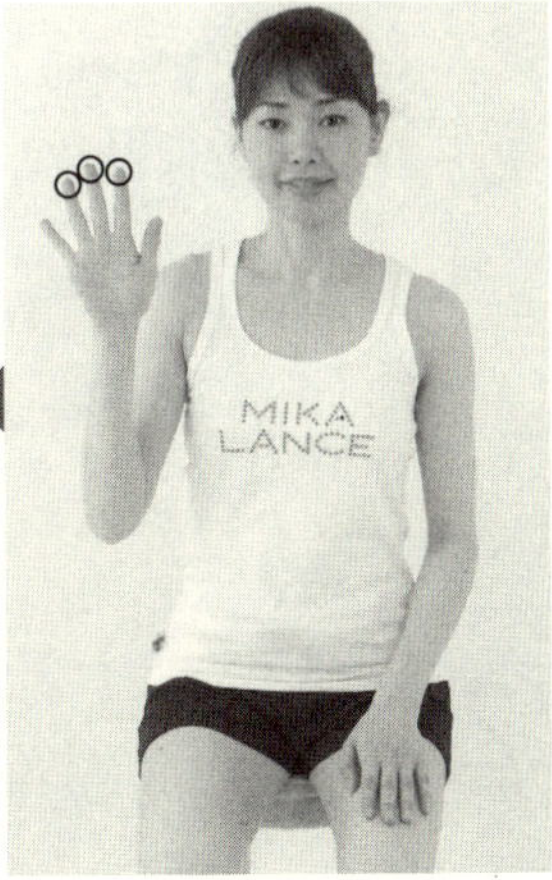

①

右手をめいっぱいパーに開きます。使うのは薬指、中指、人差し指の３本のゆびです。

フェイス&ネックマッサージ

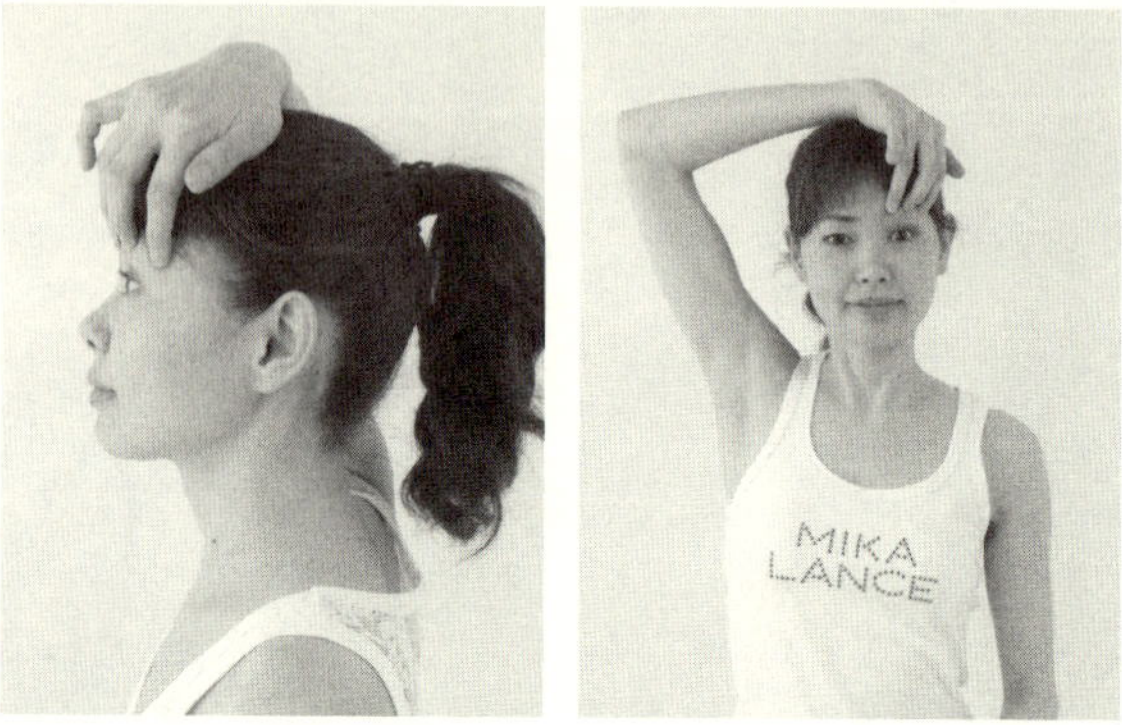

② 眉上をマッサージしていきます。薬指を眉頭に置いて「1、2、3、4、5」と5回モミモミ、そしてパッとゆびを放します。

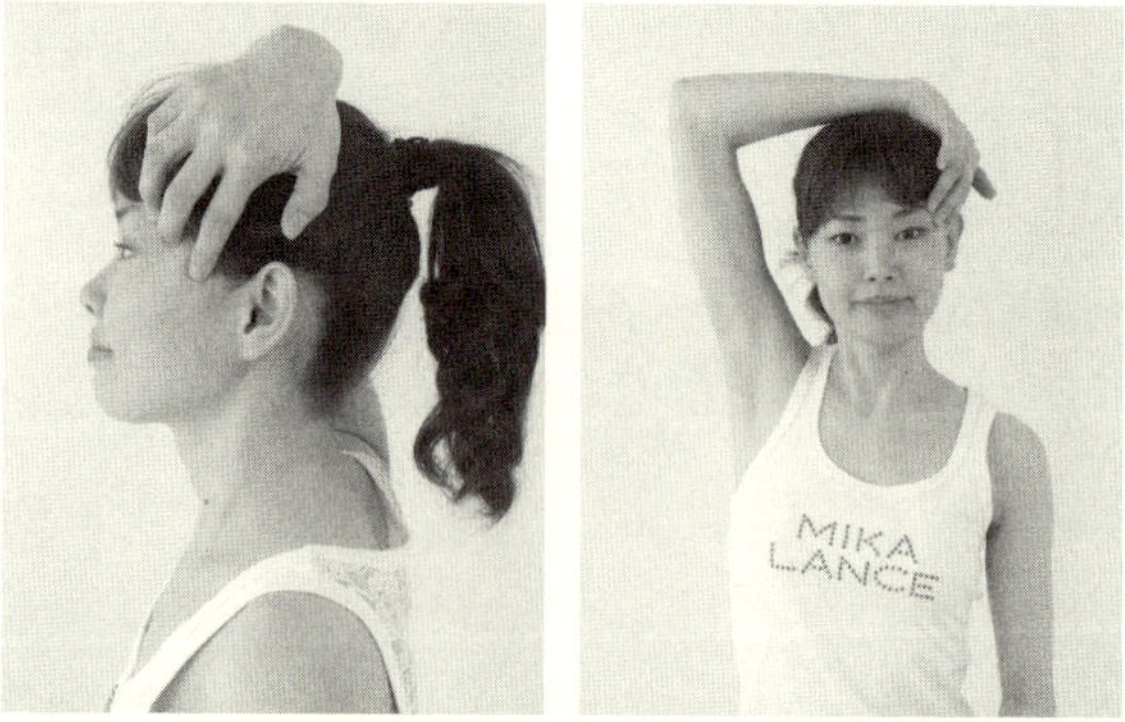

③ こめかみをマッサージしていきます。薬指を眉尻に置いて5回モミモミ、パッ。

フェイス&ネックマッサージ

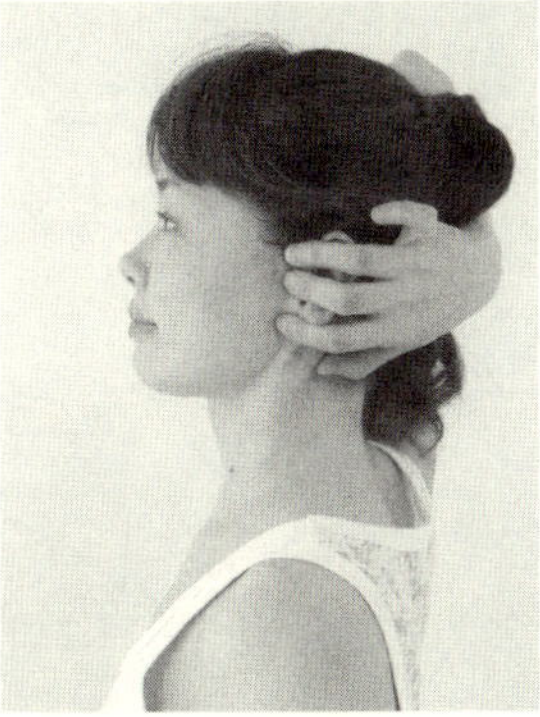

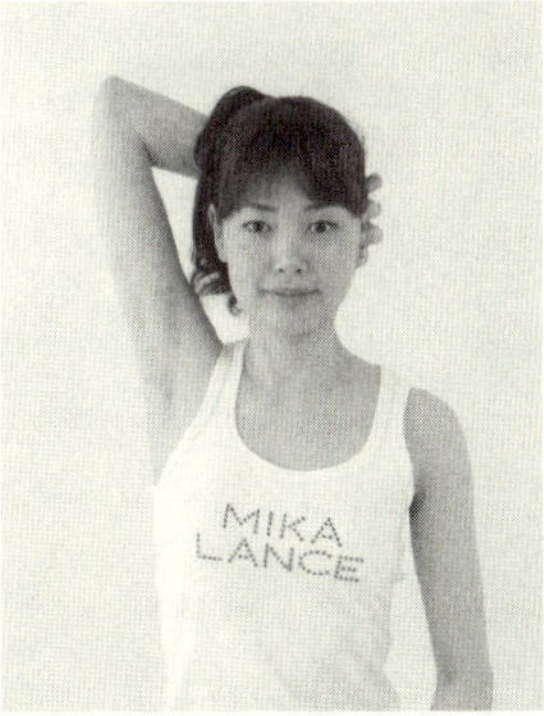

④ 耳横をマッサージしていきます。薬指を耳の上の付け根に置いて、5回モミモミ、パッ。

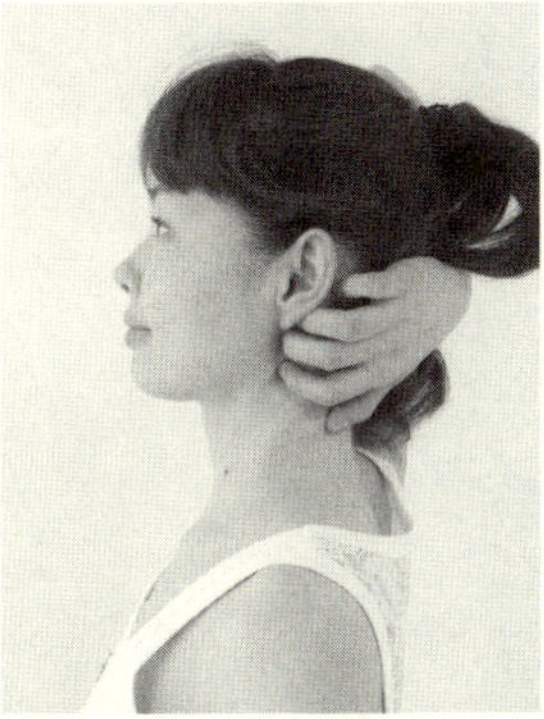

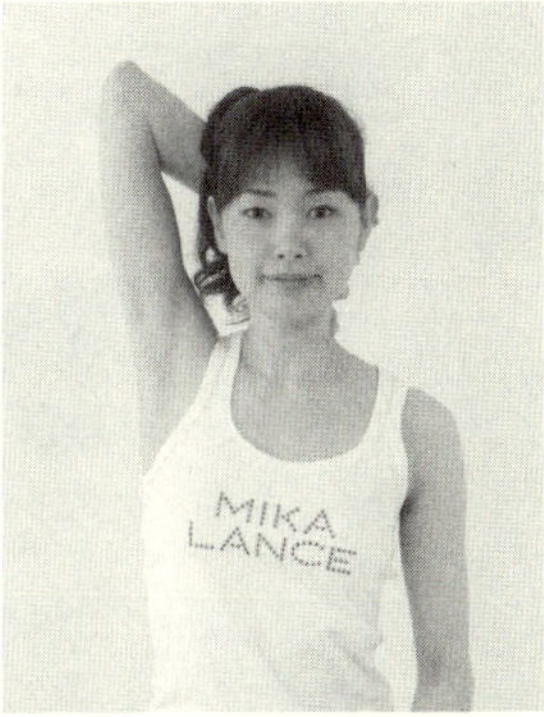

⑤ 耳下腺（耳たぶの裏の押すと気持ちのいいところ）をマッサージしていきます。薬指を耳下腺に置いて、5回モミモミ、パッ。

フェイス＆ネックマッサージ

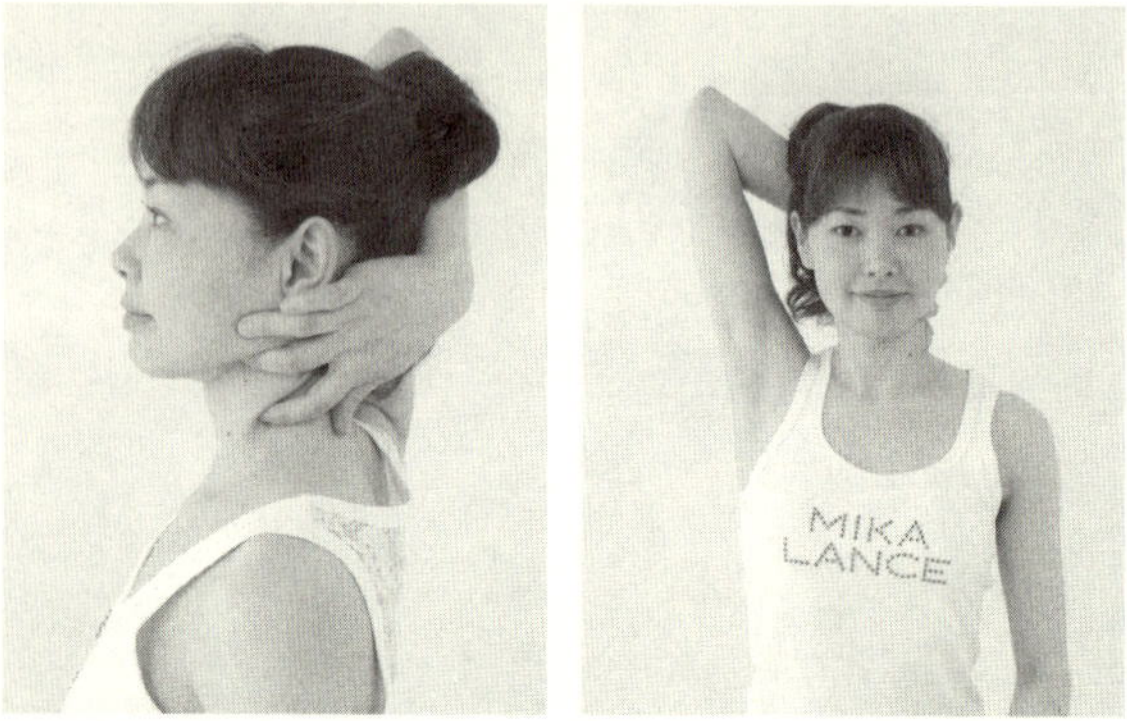

⑥ アゴ骨をマッサージしていきます。薬指と中指でアゴ骨を挟んで、5回モミモミ、パッ。

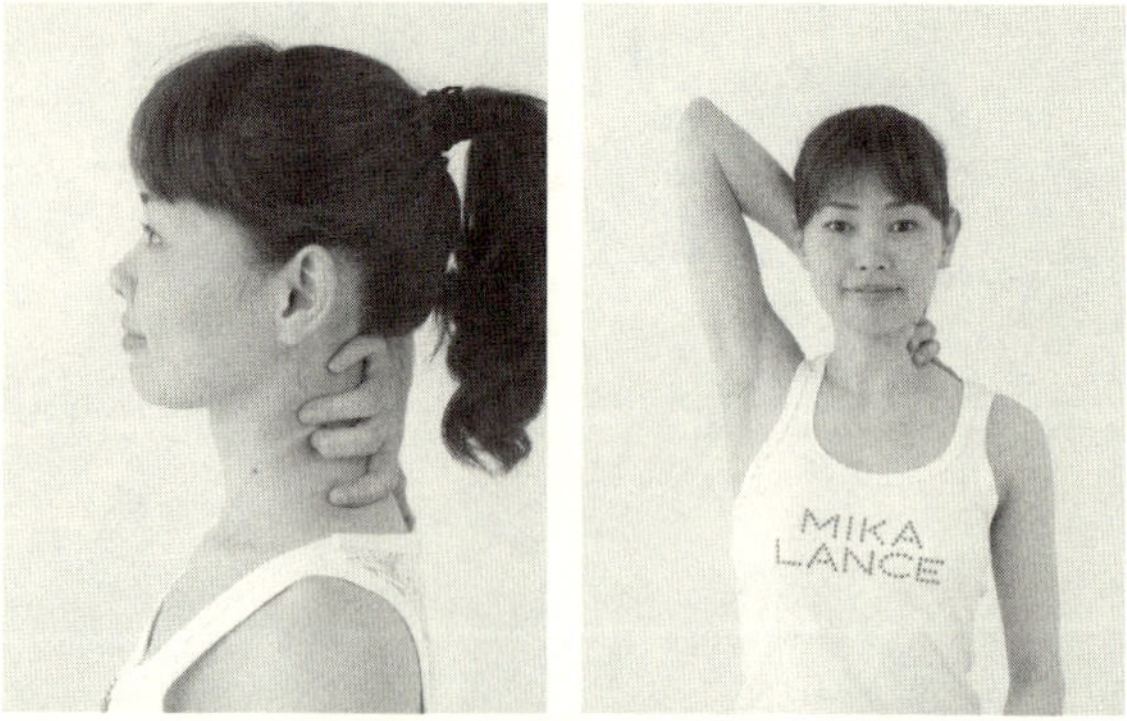

⑦ 首をマッサージしていきます。首の前部分にできるだけゆびを伸ばして、薬指がアゴの下まで届くのが理想です。首の気持ちのいいところを薬指で探して首を全体的にモミモミしてください。

フェイス&ネックマッサージ

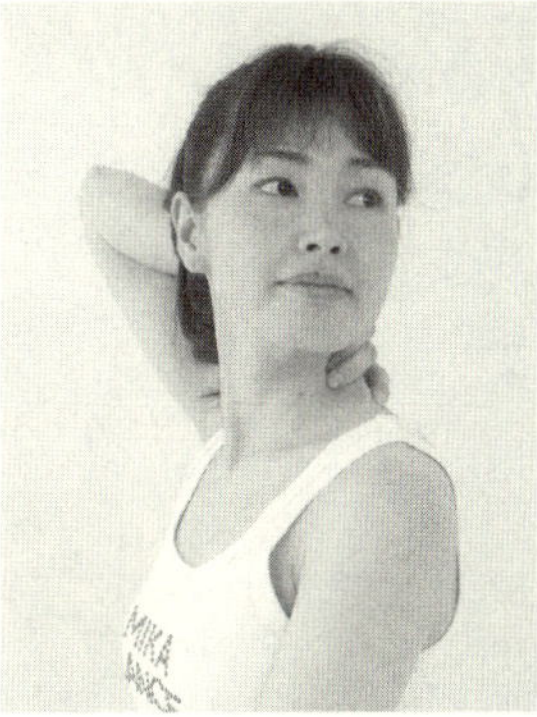

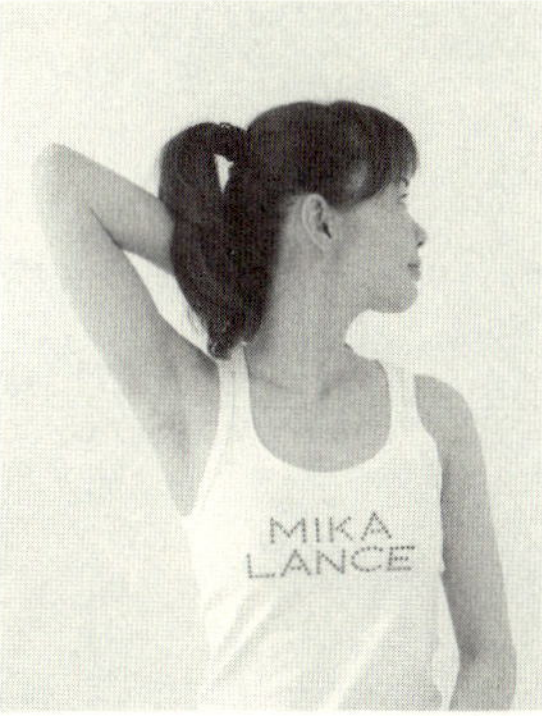

⑧ 首をマッサージし終わったら、そのままゆびを放さず、ゆびで誘導するようにして首を左に回していきます。できるだけ後ろを見るように首を回して、これ以上回らないくらいまで回します。

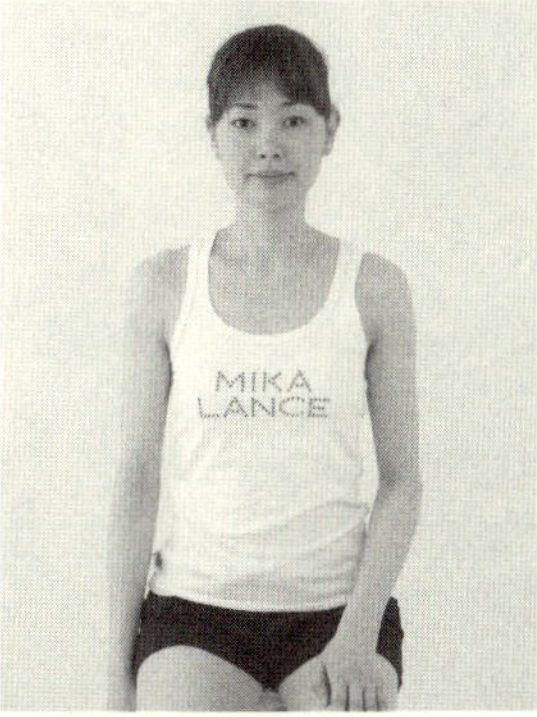

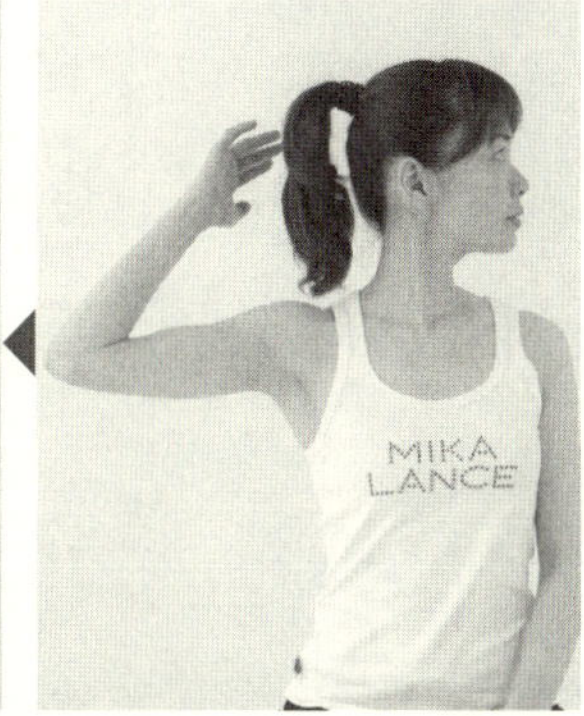

⑨ パッと手を放して顔を正面に戻します。関節が正しいと手を放しただけで首が勝手に戻ります。

⑩ ここまでの一連のマッサージを、今度は左手で顔の右側に行います。

さて、いかがでしょう。気持ちいいでしょう？　このマッサージの特筆すべき部分は、リンパ節に非常に効果的に働きかけ、リンパの流れをよくさせることです。「リンパ」については、今更お話しするまでもなく、みなさんのほうがよくご存じかもしれませんね。リンパの流れがとどこおるとむくみとたるみにつながり、むくんだ顔はなかなかもとには戻りません。

この小顔矯正テクニックは、毛細血管からにじみ出たリンパ液の流れを促進させます。具体的には、耳まわりの耳介前《じかいぜん》リンパ節、深耳下線《しんじかせん》リンパ節、耳介後《じかいこう》リンパ節。アゴまわりの、顎下《がくか》リンパ節、オトガイ下リンパ節。首まわりの上深頸《じょうしんけい》リンパ節、浅《せん》頸《けい》リンパ節、深頸《しんけい》リンパ節。頭の後ろの後頭《こうとう》リンパ節……を刺激し、リンパの流れをよくします。

顔だけでなく首にもアプローチすることで、体全体のむくみ解消にも役立ちます。

ぜひ、お試しくださいね。

舌マッサージ

ほうれい線を短時間で消す

舌骨《ぜっこつ》は、人間の体を構成しているどこの骨とも隣り合っておらず、体の中で唯一独立して存在している骨です。この舌骨にも、小顔の秘策はあります。

舌骨が動くことで、顔にある深層筋も目覚めます。

舌をまっすぐ前に、斜め上に、斜め下に、クリクリと回転させたりしてみましょう。口腔内の舌の動きもスムーズになるはずです。

そしてここで紹介するのが、舌だけでなく口まわりの小頬骨筋《しょうきょうこつきん》や口輪筋《こうりんきん》、上唇挙《じょうしんきょ》筋《きん》などに働きかけ「ほうれい線」解消に驚くほどの効果を上げる「舌マッサージ」です。

実際にやってみるとわかると思いますが、内側からグイッと押しながらまわしていくと、口腔内が広がる感じがします。

これがほうれい線が消えてなくなる秘密です。

1回で劇的な変化を体験できると思います。では始めましょう。

舌マッサージ

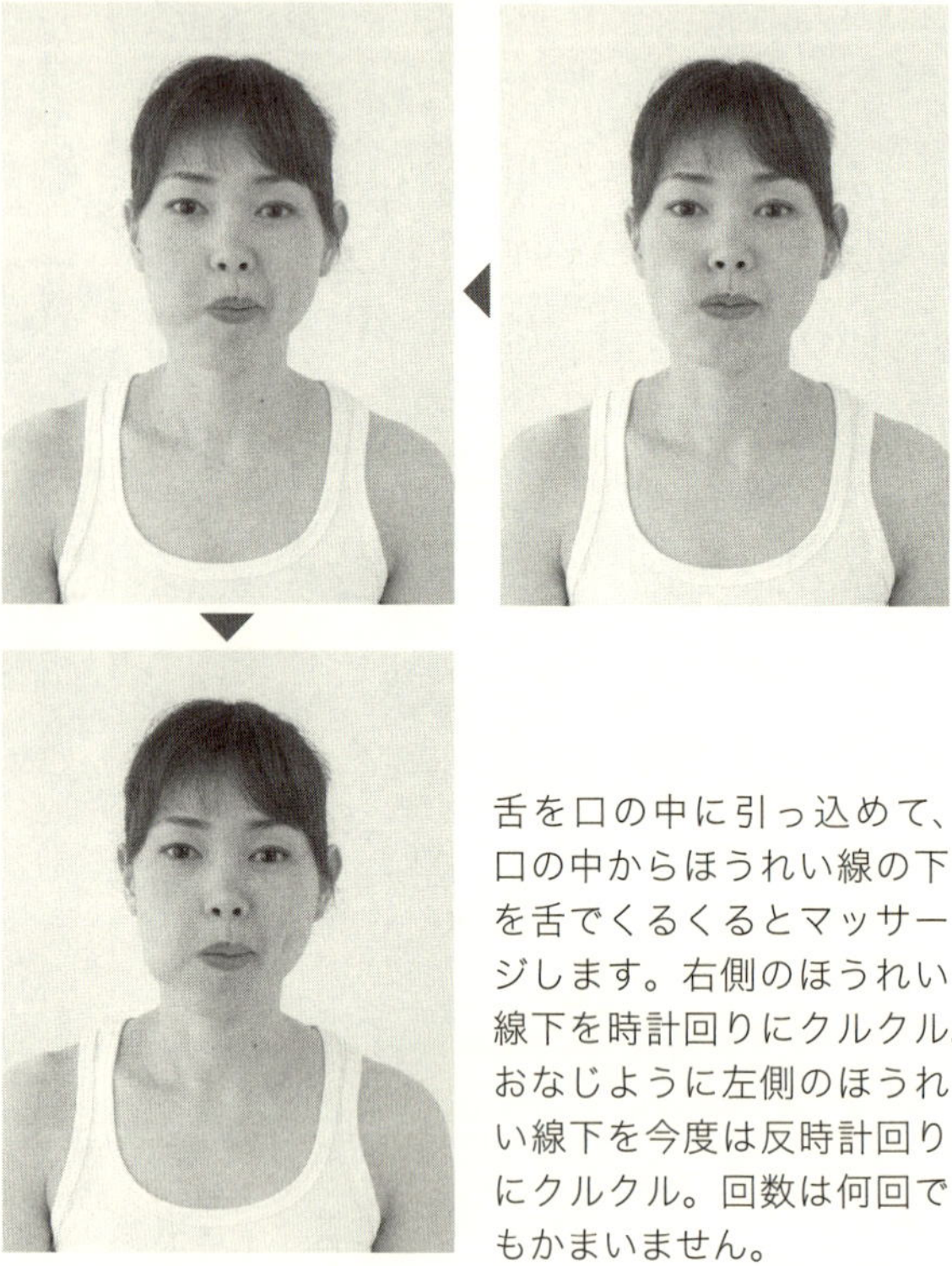

舌を口の中に引っ込めて、口の中からほうれい線の下を舌でくるくるとマッサージします。右側のほうれい線下を時計回りにクルクル。おなじように左側のほうれい線下を今度は反時計回りにクルクル。回数は何回でもかまいません。

小顔の習慣

日々の積み重ねで
美しくなる!

— Part 5 —

一生「小顔」をキープするための習慣術とは?

無造作にバッグを肩からかけたり、ぺたぺたと歩いたり……なにげないクセや習慣が体や顔にどれほど影響を与えているか、ご存じでしょうか。

じつはいくらダイエットをしても、結局もとに戻ってしまうのには、原因があります。日常生活のクセや習慣が美しくなかったり、正しく筋肉を使っていないから、自然の摂理でもとに戻ってしまうのです。

どんな習慣が体をゆがませてしまうのか。それを知り改めることとは、「小顔」づくりをスピードアップさせるためにはとっても重要です。

日常生活の中で、ちょっとした〝工夫〟を取り入れるだけで、小顔メンテナンスができてしまうとしたら、断然、工夫するほうを選択しますよね。

さあ、あなたのダメ習慣をいますぐ変えてしまいましょう!

よく噛み、よく笑い、よく話す

わたしたちは食べものを食べて体を維持しています。食べものを口に運び、咀嚼して、体内に栄養素を取り入れています。この「咀嚼」がとても大事なのです。

咀嚼は唾液の分泌を促します。きちんと咀嚼をせずにものを食べると、食べものに唾液が混じらず、腸での吸収が悪くなります。そして、食べものを効率よく腸で吸収し体内に取り込めないと、食欲が次々に湧いてきてしまいます。

このように「咀嚼」はダイエットや健康維持のためにとても大切です。

そのため噛む回数についても「30回」がいいなどと推奨されていたりします。「噛む」という行為は、アゴにもいいとよくいわれます。噛めば噛むほど、アゴが鍛えられるというわけです。「30回なんて、噛んでいられない！」という人も小顔になると思えばできますよね。要は、口の中を唾液で潤して、食べたものをつぶして嚥下《えんか》することが大事なのです。

ところで「噛む」ときはどの歯を使っていますか？　前歯でうさぎさんのように噛

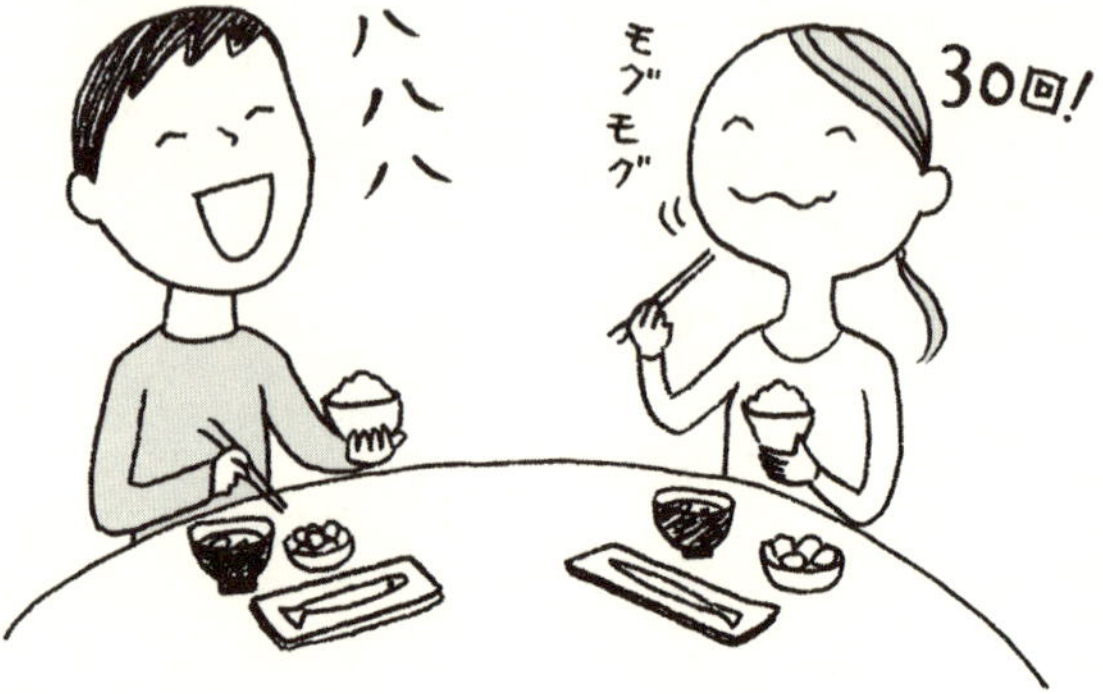

んでいる人は、要注意です。肝心なのは「奥歯」で噛むこと。そして咬筋をよく働かせること。

奥歯で噛むと回数を噛まなくても、食べものをよくすりつぶすことができ咀嚼できます。できれば左右均等に力を入れて、咬《こう》筋《きん》を鍛えてくださいね。

そして、ここがポイント。噛むときはアゴを引き、首を伸ばし、姿勢に気をつけましょう。

さて、いままでの章でご説明してきたように、顔には非常に多くの筋肉が集まっています。大きな筋肉、小さな筋肉、動かせる筋肉と動かせない筋肉……顔にはいろいろな形や働きをする筋肉がたくさん集まっているのです。

筋肉は硬くなると血行が悪くなり、セルライトも溜まってしまいます。だから硬くならないように鍛えることが重要なのです。

これらの筋肉はよく噛むこと、よく笑うこと、よく声を出すことで鍛えられます。よく笑うことで口輪筋《こうりんきん》が、声を出すことで口蓋垂筋《こうがいすいきん》や輪状甲状筋《りんじょうこうじょうきん》、大頬骨筋や小頬骨筋が、よく噛むことで咬筋が鍛えられるのです。

これが、美肌にも最上のエッセンス。顔や首の筋肉を鍛えると食欲を抑えることにも、美しい声を出すことにも、引き締まった小顔にすることにも効果があるのです。

こんな座り方があなたの骨格をゆがませる！

本来の四足歩行から二足歩行をするようになった人間は、脳の発達とともに重くなった頭を、重力に耐えて支えて生きています。頭は5～6キロはありますから、かなりの重さを支えていることになります。

頭の中は350ミリリットルのコーラが4本分も入る大きさだといいますから、そうとうの容量が入りますし、脳には600キロメートルもの血管が通っています。

人間は、このような頭の重さに対応するように、骨格を進化させ整えてきましたが、重力がある以上バランスがくずれると骨格は〝ゆがむ〟ようにできているのです。

骨格のゆがみを助長しているのが、毎日の生活習慣です。

街を歩けば、携帯に見入っている人を多く見かけます。理想的なS字カーブからはほど遠い姿勢になっているはずです。パソコンの前に座る仕事をしている人は、どうでしょう？　やはりここにも、姿勢を猫背にしている原因が潜んでいます。

背中がゆがむと、頭がい骨のまわりや脳に走っている血流が悪くなります。リンパや神経の流れにも乱れが生じてしまいます。そればかりではありません。頭がい骨が前や下に落ちると「頭痛」にもなります。

体をゆがませないために、椅子に座っているときは、足のゆびや足の裏、手のひらも意識しましょう。足の裏は床に着けておきます。ゆびをしっかりと着けておけば、かかとを上げるのはOKです。脚を組むのはもってのほか。

気をつけたいことは、椅子に座っているときは、脚をだらしなく脱力させないこと。足底をしっかりとつければ、背中や股関節への負担が減り、股関節からの姿勢の矯正になります。そして、手や足はいつも神経がゆきわたるように美しく動かしましょう。

<美しい座り方>

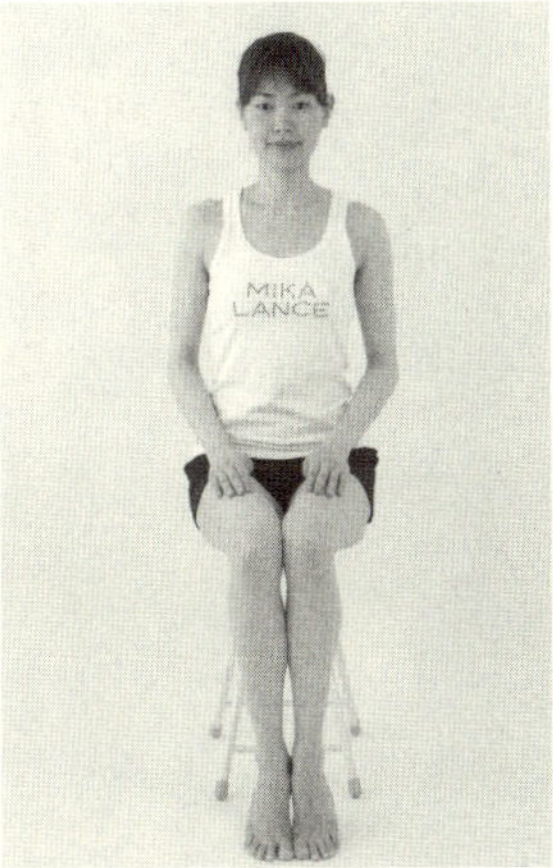

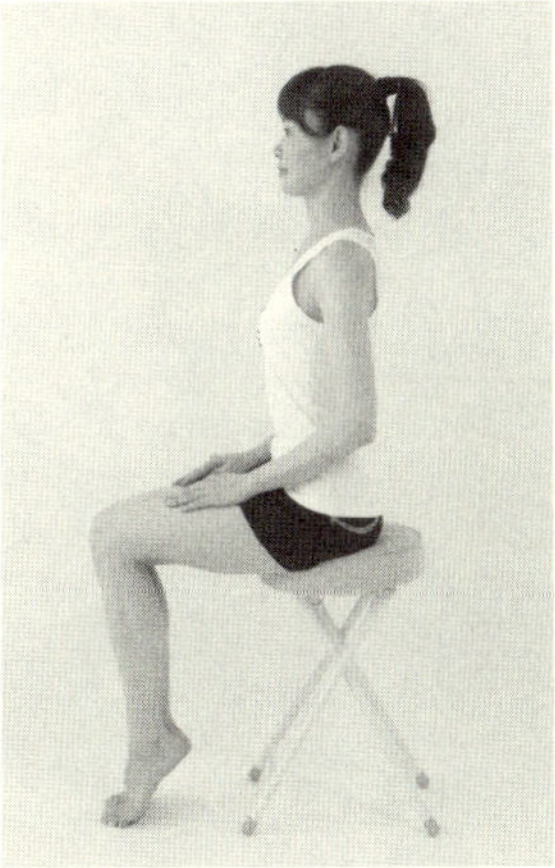

電車での居眠りは絶対にいけません

お昼を食べてお腹がいっぱい、なんだかちょっと、うとうとうと……。気をつけてください！　眠いからといって、机に突っ伏して寝るのは最悪ですよ。どうしても眠いときは、横になって寝ることができればいいのですが、仕事中にこの体の休め方は、少し贅沢かもしれません。せめて、斜めにでも横になれるソファを見つけてください。

もちろん、理由はあります。不自然な姿勢で寝ていると〝頸椎《けいつい》〟につまりが生じてしまうのです。体の〝流れ〟がとどこおることはいうまでもありません。可能なら、会議室の〝空室〟を確認してから、のびのびと体をのばして、休んでしまうのがいいでしょう。

ただし、横になって昼寝をするとしてもほんの短い時間にするべきです。10分も寝れば案外すっきりするものです。

とはいえ、電車の中での居眠りは絶対におすすめしません。目を閉じると体の縦筋がゆるみ体が下がって体がゆがみます。体の上半身が立っているままで眠ることは、体をゆがませている行為なのです。

そもそも電車で眠ってしまうのは、家でよく睡眠をとれていない証拠。仕事が忙しくて睡眠がとれないということでない限り、エクササイズで体をほぐし、しっかりと睡眠をとるよう心がけてくださいね。

〝大の字〟でよく寝返りをうって眠ろう

背中には交感神経が走っています。昼間活発に働くのが交感神経、夜寝ている間に、すべての臓器を休ませる働きをしているのが、副交感神経です。

この副交感神経がうまく働かないと、夜に働くホルモンの出が悪くなります。当然、バランスは悪い。歯ぎしりやいびきも、筋肉も影響しています。

人間の体は本来、左右対称でなくてはなりません。背骨は緩やかなS字カーブを描くのが理想です。重い頭を支えるための形で、このラインが深く曲がってしまうと頸椎が詰まってしまい、血液もリンパも流れが悪くなってしまいます。肩こり、首こりは必至ですね。

理想は、毎日夜寝る前にエクササイズをして筋肉をほぐして、少し固めのベッドや布団で眠ること。固めのベッドで寝たほうが、眠っている間に寝返りでき、体のゆがみが正されやすいのです。やわらかすぎるベッドでは体が沈み込んでしまいます。

できれば首や肩、背中が楽になる姿勢、股関節を開いて〝大の字〟にできる広いところで寝るのがベストです。寝返りがよくでき筋肉がほぐれてよく眠れるのです。

うつ伏せに寝るのがもっともいけません。

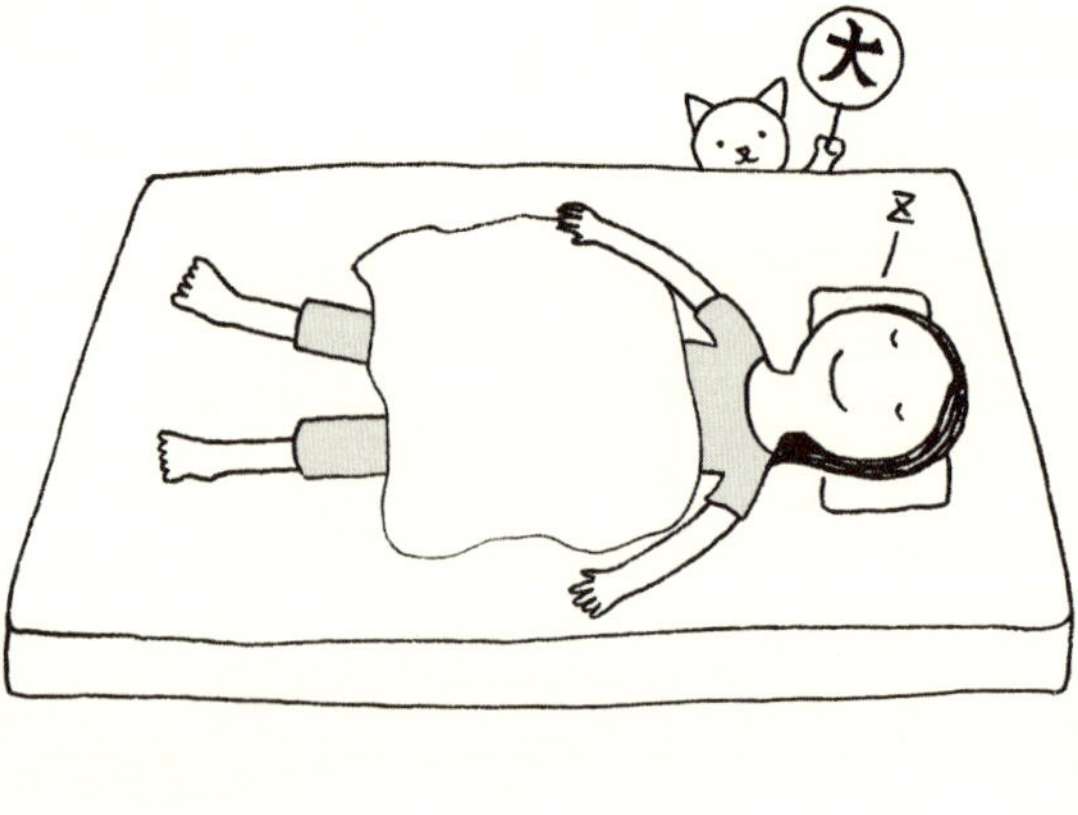

不自然な姿勢でうつ伏せに眠ると、アゴの位置が狂ったり顔がむくんだりします。眠っている間の姿勢ですから正しい寝方を〝強制〟はできませんが、寝る前の姿勢は上向き大の字で寝る習慣をつけましょう。

寝返りを打つという行為は、体の新陳代謝を促進し、骨格の矯正も行います。寝返りは、背中に走っている副交感神経による指令です。

体が「筋肉を動かしたい」といって、寝返りを打っているのです。この神経を解放できる眠り方がいいのです。

人間にとって「体を横たえる」時間は、重力の負荷がなくなり、唯一重力から解放されるときです。居眠りはいけませんが、夜は十分に体を横たえて睡眠をとってください。

テレビ・パソコンの位置をちょっと考えてみよう

背中が曲がらない姿勢をキープするには、パソコンの位置、テレビの位置にも注意を向けましょう。

パソコンはどんな位置に置いていますか？　あまり気にしていないという方は要注意。日々のパソコン仕事が体をゆがませてしまっているかもしれません。

ではどのような位置がいいか。

まず、キーボードはデスクの手前ぎりぎりくらいに引き寄せます。マウスはその横に。こうすれば必然的に前かがみが矯正でき、体の全面の可動域が横に広がります。

また、ディスプレイと目線が同じ高さになるように、イスの高さやディスプレイの位置を調整すること。

スポンジマットやタオルを敷いてもいいと思います。イスの背中にクッションを入れてもいいでしょう。パソコンと目の位置が水平になるように工夫してみましょう。

一日中座りっぱなしで仕事をしている場合はとくに、坐骨や股関節にゆがみをもたらしてしまいます。股関節は、人間の体の要になる部分。右へ左へ、あるいはひねりも加わって、正常な位置をキープすることができません。

股関節がゆがむと、当然、上半身のゆがみへとつながり、さらに下半身にも影響がおよびます。土台となっている股関節ですから、ここはとても重要な箇所。長時間座ったりせず、時間を決めて定期的に立ち上がってください。「トイレに……」といって、頻繁に立ち上がり、フロアーを歩くようにしましょう。

テレビの配置にも気をつけましょう。なるべく目線が水平に置かれるように「アゴを少し上げて」見る位置がベストポジションです。

食事どきなどの座り位置にも気をつけましょう。同じ向きに同じ姿勢をとり続けないことが重要です。

部屋の模様替えを定期的に行いイスや机の位置を変えるのも効果的です。

日本人ならではの美しい所作を身につけよう

世界でも屈指の礼儀正しい国民性を日本人は持っています。たとえば、日本人には〝おじぎ〟の風習があります。相手に対して敬意を表す挨拶や行為をすることが染みついています。美徳ですね。

ただし、頷くときに「はい、はい、はい……」と何度も頭を上げ下げし、縦にアゴを動かすと頸骨《けいこつ》に負担がかかるので首を痛めやすいのです。

あいさつの際には腰から折り、背骨と首の骨をまっすぐにしたまま、上半身全体を前に傾けておじぎをするようにする。頷くときも首振り人形みたいに何度も頭を上げ下げするのはやめて、1回にしておく。返事をするときも、「はい」とまっすぐ正面を向いてしても、相手に失礼になるということはありませんね。

日本人の着物や日本髪はじつは小顔にとってはいい習慣です。

男性も女性も着物を着ているときは首をまっすぐにし、お腹を引いていると美しいものです。おじぎをするときも、頭がい骨をいちいちカクカク動かすと襟足の髪がくずれるので、腰から体をていねいに曲げて行います。日本髪は垂直に持ち上げるスタイルなので重く、必然的に顔を下げていられませんね。

また、日本には、小首をかしげる、しなをつくるといった表現があるように、わざと崩して色気やかわいらしさを演出するしぐさも多いもの。ただしこれらのしぐさもかわいらしさや美しさを意識したものです。だらしない姿勢とはまったく違います。

おじぎなど日本人ならではの美しい所作は、姿勢が美しいからこそ、心と体の芯がしっかりとした雰囲気を醸し出し、魅力があるのです。

日本人ならではの色気を醸し出すためにも、姿勢はとても大事なのです。

小顔のためにはバッグをどう持つかも重要です

体をゆがませないためにも、バッグによって持ち方を工夫したほうがいいでしょう。

できればハンドバッグやショルダーバックのように、片方の肩にかけ、ゆびがバッグの底に当たるように持てるものがベストです。

バッグの前面の底に手のゆび、とくに親指以外の4つのゆびを添えてもつと、バッグが軽く感じますし、股関節や背骨への負担も少なくなります。

ただしバッグをいつも同じ側でもつクセはやめましょう。

手さげバッグは自分の体より後ろで持つようにしましょう。後ろに引くようにして持つと、「かかと重心」になって胸が開き、肩も後ろにいくことが実感できると思います。

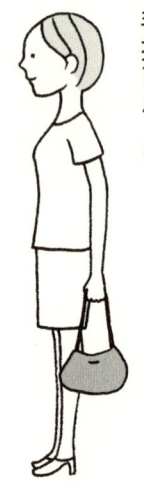

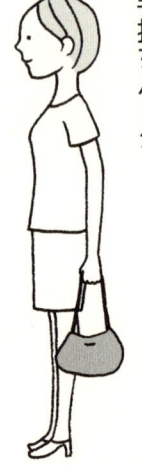

最近では、肩ショルダーで斜めがけにしているスタイルが流行っていますが、これは体をゆがませる原因にもなりますので要注意です。ときどき左右逆にするなど気をつけてくださいね。

デイバッグも「背中に密着するから、背筋も伸びるのでは?」と考えがちですが、背中に重量が乗るぶん、姿勢を前にかがめてバランスをとろうとしがち。たまにならいいですが、頻繁にはもたないほうがいいでしょう。

最近は手にどっさりと荷物を抱えた女性を多く見かけます。男性も例外ではありません。おそらくパソコンが入り、資料も入っているのでしょう。でも、長時間の場合はできるなら重い荷物は避けたいもの。家か、会社に置いておける工夫をしましょう。

小顔美人をつくる靴選びと歩き方

靴はかかと部分にしっかりかかとを乗せる部分があるものを選びましょう。つま先に向かって滑るような靴は前傾姿勢になるので避けたいものです。

また、ゆびの裏とかかとが地面と平行になるデザインなら、ヒールでも歩きやすい。ようは、かかととつま先が平らな靴のほうが、姿勢ひいては小顔にとってよいのです。

ただしヒールの高い靴はその日の体調や疲れ加減にあわせ無理をしないようにしましょう。

そして重要なのが歩き方です。

どんな高さの靴を履いていても、意識すべきことは、体重をしっかりかかとに乗せて、後ろ重心で歩くこと。足底とひざ裏に力を入れて、脚のつけ根をしっかりと前に出すことです。

＜靴の選び方＞

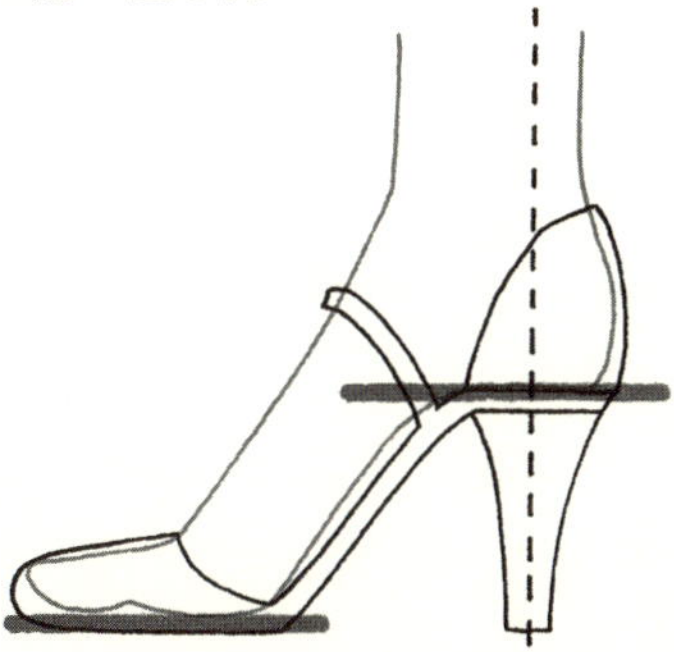

具体的には体重の7割を後ろの脚、3割を前に出した脚にかける意識をもつといいでしょう。こうすると、背骨や首が伸び、全身の血流がよくなります。

正しい歩き方は疲れません。靴も減りません。そして何よりも正しい歩き方は美しいものです。後姿も美しいのです。

小顔美人は優雅に歩くのが鉄則です。

肌にとって怖い習慣を覚えておきましょう

ここで肌にとって少し怖いお話をしましょう。なぜ脂っぽい肌になってしまうのか、肌がくすんでしまうのか……ということにかかわってきますので、心してお読みくださいね。

一般的には、体中の毛穴（皮脂腺）から皮脂が、また汗腺から汗が出てきます。ところが、健康じゃないと尿として排出されないものも皮膚から分泌します。皮膚は排出機能も持ちあわせているからです。

それらが酸化した臭いのもと。雑菌も皮膚の上で繁殖して、さらに複雑なにおいに……恐ろしいですね。でもそればかりではありません。肌にくすみをつくります。健康な人の皮脂膜は紫外線を防ぎますが、脂ぎった皮脂の多い皮脂膜はべたつき、皮膚の角化を遅らせ、表皮にとどまって角質が厚くなるので肌に艶が出ないのです。

正常な皮脂膜かどうかは汗がベトつくか、サラサラかで知ることができます。汗や皮脂でベトついた肌のうえでは雑菌が繁殖し、アルカリ性に傾きます。健康な人の皮脂膜は弱酸性。アルカリ性に傾いた肌は紫外線から肌を守れません。

ところで、紫外線については、最近はいろいろなことがいわれています。当たらないほうがいいと紫外線が悪者のように思われがちですが、日光はビタミンDを体内でつくってくれます。脳内物質の分泌にも大いに関わっています。動物の多くが適量の紫外線を好むことでも理解できます。

シミやそばかすは紫外線の影響といわれ、皮膚がんになるからあまり太陽に当たらないほうがいいというのが一般的でしたが、最近はガンの予防にとどまらず、健康のためにも太陽は効果があるという研究結果もあるようです。

太陽を味方につけるためにも心と体をすこやかに保ちたいものですね！

小顔に効き目のあるニッコリ笑顔のつくり方

わたしは美容家として活動するなかで笑うことの大切さを実感してきました。

いつも暗い顔をして下ばかり向いていれば、顔の表情は沈んだものになりますし、体も縦に伸びず下がってきます。疲れを感じると、笑顔も出にくくなります。

気分がすぐれなかったり、オーバーワークな日が続いたときこそ、首を伸ばししっかり歯が見えるくらいに、笑う筋肉を使ってみましょう。

毎日の習慣に取り入れることで「笑顔」でいられる方法を紹介しましょう。

基本的な笑顔の表情は、口角を広げて「い」の形をつくること。つまり「い」のように口角が広がり歯が見えるような言葉を意図的に発することで、笑顔の習慣ができてくるのです。

たとえば、写真を撮るときに「チーズ」といいますが、これは「チー」といったときに、表情筋がよく動くからです。つまり「い」の発音をすることがいい笑顔につながるのです。

たとえば、「素晴らしい」「嬉しい」「きれい」「美しい」など、「い」で終わる気分がよくなる言葉を一日に何回も使うようにしてみてください。素敵な笑顔が身につくだけでなく、不思議と心も軽やかに楽しくなっていきますよ！

また、エクササイズのときにも、「気持ちいい」の「い」の口の形をとりいれると効果が増します。

数字をカウントするときにほかのことは考えず、「い」の形のところで一拍おいて数えるのです。つまり、「いーち」「にー」「さん、しーい」「ごー、ろく、しーち」というように数えるのです。

「いー」の習慣、積極的に取り入れてみてくださいね！

親指と４つの指の使い分けが体を変える！

女性らしい体のラインをつくるために、とても重要なことがあります。それは、親指に力を入れないということです。

親指は体の外側の硬い筋肉につながっていますから、親指に必要以上に力が入ると、体の外面や背面の筋肉が広く硬く、張ってしまいます。角張った男性的な筋肉のつき方になるというわけです。

あなたはどうでしょう？　きれいなデコルテはできていますか？

女性らしいデコルテをつくるためにとくに鍛えたいのが、「胸鎖乳突筋《きょうさにゅうとつきん》」です。この筋肉は、首から左右の鎖骨中心にあります。

しかし、親指に力を入れると、肩の後ろにある僧帽筋《そうぼうきん》が発達して上に上がり、胸鎖乳突筋が埋もれてしまうのです。また、二の腕の外側にもたくましく見える筋肉（上《じょう》腕二頭筋《わんにとうきん》）が発達します。

美しいデコルテや胸、ウエストのくびれをつくりたいなら、手のゆびのうち、小指、薬指、中指、人差し指を美しくしなやかに動かすといいでしょう。

これらのゆびを動かすと、内側のしなやかな筋肉が刺激され、胸面は豊かで、二の腕は華奢な女性らしいラインになっていくのです。歌舞伎の女形の男性でもなれるのですから、練習しだいで誰でもできるようになります。

パーティーに出かけるときに、自信をもって肩をだしたり、胸の開いたドレスを着ることができるようになります。

背中につく大きな筋肉である僧帽筋が薄くなって下がり、背中の筋肉もしなやかになり、肩甲骨も中央に寄って下がり、すっきりとした背中が実現するというわけです。

さて、ここでもっと積極的に実行してほしいことがあります。

それは、荷物は男性に持ってもらうということ。重いものを持つとどうしても親指に力が入りますから、美しい笑顔とデコルテと華奢な背中をイメージして、男性にお願いして荷物をもってもらいましょう。

〝草食系男子〟なる男性が増えてきたといいますが、一度頼んでみてください。

自分が認められ頼りにされていると感じたら男性は、けっこう喜んでやってくれるものですよ！　目力と女力で試してみてください。

「がんばりすぎない」のが小顔美人の秘訣です

人間は頑張る動物です。

私たちのＤＮＡには、「頑張る」ことが本能的に刻み込まれています。

家族のために働いて外で頑張る、家事をして内で頑張る。最近の女性は外でも内でも頑張りが必要になってきました。

でも、ときには頑張らないことも必要です。

女性らしい体のためには、いかにも「頑張る」姿勢はときに大敵です。

男性と同等にそれ以上に頑張ると、どうしても肩に力が入ります。二の腕に力が入ります。顔にも力が入ります。ときに怖い形相になります。

もっと気楽にリラックスできる女力アップの時間を設けましょう。そして、ときには人に甘えましょう。人は、いつもニコニコしている人のほうに寄ってくるものです。

助けてもくれるものです。

こんなお客さんの例があります。

以前はスーパーで重いビール箱を持っていても誰も助けてくれなかったのに、ボディが女性らしく変わったら助けてもらえるようになったと。会社でも男性の上司や仲間ととてもうまくいくようになったと、彼女はとても喜んでいました。

「頑張る」のが大好きなことは、いいことだと思います。

でも、ときには一息ついて、自分のための時間を見つけてください。笑顔とともにニッコリ呼吸です。

心がガチガチだと体もガチガチになってしまいます

ストレスによる考えすぎは、眉間に深いシワを刻みます。すると表情は固くなり、セルライトが溜まってしまいます。血液もリンパも、流れにくくなってしまいます。

また人は考えるときにどうしても下を向いたり、片手をアゴに当ててひじをついたり、小顔にとってはよくない姿勢になってしまいがち。そこで、「ストレスを感じたら下半身を使って動く」ということを習慣にしてはいかがでしょうか？

「あ、なんかひとつの考えにとらわれてるなあ」と思ったら、何か料理をつくってみる、部屋の掃除をしてみる、近所を散歩してみる……。

不思議なもので体が動くと心も動きます。

「考えすぎてはいけない」というアドバイスは、考えすぎる人へは、なかなか難しいかもしれませんが、美容のためによくないとどうか心にとめておいてください。

考えすぎる人は細かいところまで目が届く繊細さをお持ちなのだと思います。それは長所にもなりますが、体の具合を悪くさせる短所にもなります。

「考え込んできたなー」と思ったら本書のエクササイズを！　が心のためにも体のためにもいちばんです！

〈小顔のしくみ ―― ワンポイントアドバイス〉

朝の習慣

▽起床――目が覚めたらまず手と足の指先を動かしましょう。次にうでを伸ばし、脚を伸ばします。起き上がるときは、ひざを曲げ身体を横に倒してから起きましょう。

▽歯磨き――歯磨きをしながら、まず足の指を動かしてからかかとを上げます。こうすると、ふくらはぎが締まり足首が細くなります。

▽コップ1杯の水――朝起きたら、常温のコップ1杯の水を飲むと、内臓も働き始め、代謝が上がりやすくなります。朝食の消化吸収もよくなります。

▽体重計――朝に体重と体脂肪を計るクセをつけると、正確に誤差なく計れます。また毎日の体調がわかります。

通勤・仕事中の習慣

▽電車の中――電車に乗っているときは、ひざが曲がらないようにかかと重心で立ち、

まっすぐ首が伸びるように、縦に垂直に体を伸ばすことを意識しましょう。座っているときは、かかとをできるだけ上げ、かかとの内側とふくらはぎをつけて、背筋を伸ばすと太ももの内側の筋肉や腹筋を締める効果があります。また、車内広告を見たり、次の駅を確認するために、首をまわすと小顔のためのエクササイズにもなります。

▽パソコン作業――かかとを上げてイスに腰掛けます。疲れたら、ひざを回したり、足首をまわしましょう。一休みできるときは小顔エクササイズで気分転換しましょう。

▽コピー作業――コピーをとりながら、首筋を伸ばして立ち、片脚を後ろに引き、ひざ裏をのばしたり、ひざ裏たたきの要領でひざ裏を動かすとダイエットに効果的です。

▽外回り・外出――歩くときや立っているときの姿勢がどうなっているかビルのガラスや電車の窓に映るのを鏡がわりに見てチェックするクセをつけましょう。歩くときには、ほかの人に注目されていると意識するとより美しく歩けるようになります。

食事の習慣

▽お椀――ごはん茶碗やみそ汁椀は小さめを使い、しっかり目で食べる量を脳にインプ

ットできるように盛りましょう。

▽順番――野菜や汁物から食べ始めましょう。

▽時間――夕食は寝る6時間前、少なくとも3～4時間前に終えると、消化器官に負担もかからず、摂取エネルギーも消費され、脂肪として蓄積されにくいものです。

夜の習慣

▽お風呂――お風呂タイムで、リラックスして血行をよくしむくみをとりましょう。冷えた体は代謝が悪く効率よくやせられず眠りも浅くなりがちです。湯船につかり手や足の指をうごかし、手首や足首をよくまわすとゆがみも正され、むくみがとれてきます。シャワーも、首の後ろ、耳の後ろ、鎖骨、肩甲骨、股関節、お腹、背骨、足の裏、手のひら……と部分部分にしっかり5秒ずつ止めながらあてるとより効果があります。

▽鏡チェック――裸または下着姿で鏡の前に立ち、バストやヒップ、お腹、背中など、全身をチェックしましょう。お風呂場の鏡だけでなく、部屋にも全身が見える鏡を置き、日に何度かボディを見るクセをつけるとダイエットに効果があります。

効果をチェックする習慣

▽体重――毎日体重を計っても、500gくらいの差には、あまり一喜一憂せず、体重が増えていたら、前日ではなく3日前の生活や食事を思い出し振り返ってみましょう。また、ダイエットしたいなら、3キロ減ったら一区切りと考えると効果的です。2キロ減ったからご褒美、などと3キロ未満の体重減で一区切りをつけてしまうと、リバウンドしやすいのです。

▽サイズ――ダイエットしても、体重ですぐわかる人と、筋肉の質が変わってしなやかに引き締まっても体重に変化が表れない人がいます。そんな人は、ストレッチ素材ではなくウエストがゴムでもない、体にフィットするパンツをときどき着用してみることをおすすめします。下半身は変化がわかりやすい場所です。太ももの張りや股上の長さ、ウエストの締まり具合を確認して、細くなったことがわかると脳がより反応してサイズが落ちてくるものです。目標のサイズの洋服をいつも部屋の目につくところにかけておくのも効果的です。

整形級に顔が変わった！
衝撃の体験データ大公開!!

─ Part 6 ─

パンパンだった頬の面積が小さくなった！ポニーテールが似合う形のいい頭に！

毛塚香織さん（仮名）18歳

大学に合格したので、母が以前通っていた南先生のサロンをすすめてくれました。そこで下半身太り、とくに気になっていた脚の太さを、春休みの間に変えられたらいいなと思い、チャレンジすることにしたのです。

南先生には「顔も小さくしたいですね。下半身のゆがみをとるのと同時に変わるようにしましょう」といわれました。確かに、わたしは顔の大きさも気になっていて、いつも前髪をおろすヘアスタイルで隠すようにしていたのです。母のアドバイスもあり、真剣に「ひじ回し」から始め、「お尻たたき」などを続けました。

一カ月もすぎるとお尻の形が変わってきました。以前は太ももが前に太く張り出ていてかっこ悪いなあと思っていたのですが、それも少しずつ消えていきました。肌もサラサラの色白になってきました。前は脂肌で赤い顔色をしていたのに驚きです。

before

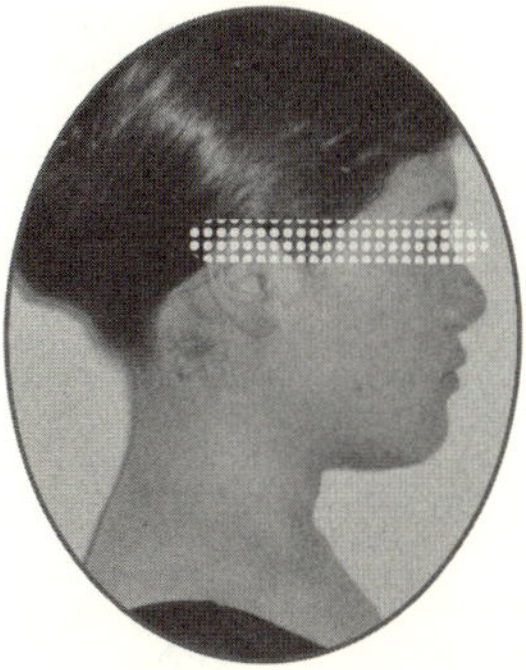

after

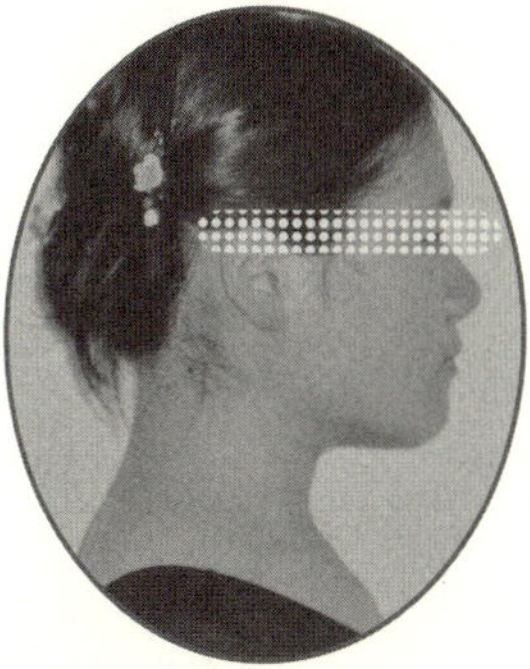

ウエスト：66.3cm → 62cm

太もも：55.2cm → 52.7cm

バスト：84.7cm → 87.8cm

ヒップ：88cm → 86.9cm

父も単身赴任から帰ってきて開口一番に「顔が小さくなったね。やせた?」といってくれました。母はきれいになって当たり前と思っているようでしたが、父は何もいっていないのにわかってくれて、私を気にしてくれていると感じうれしくなりました。

驚くことに足の指の巻き爪もよくなりました。以前は前かがみで歩いていたのが、ボディバランスを整えることで足に均等に力かかるようになったためということです。

いまでは脚を出せる洋服も着られるようになり、顔が小さくなって顔を出すヘアスタイルも自信をもってチャレンジできるようになりました!!

顔は小さくバストは大きくなり、仕事に恋愛に離婚後の第二の人生を謳歌しています!!

斉木佳代さん（仮名）43歳

若く結婚して何不自由なく生活していましたが、自分らしく生きたいと思い離婚したのが15年前のこと。今は男性の多い会社でバリバリと仕事をしていますが、アラフォーも終わりに近づいたことで、もう一度結婚しようと思うようになりました。

まず最初に考えたことは、ボディのリセットでした。南先生の本を読んで「これだ」と思い、通うように。先生には、「アゴの形が変わって顔も小さくなるかもしれませんよ」といわれていましたが、１カ月半で本当に顔が小さくなったのには驚きました。「バストも上げていきましょうね」との言葉通り、確かに鏡で見ても手で触ってもわかるくらいバストが驚くほど形よく高くなり、若いころのバストに戻ってきました。横に流れていたバストが中央により、下着をつけなくてもバストが下がらないのです。首も長くなったので、胸を出せる洋服が大好きになりました。

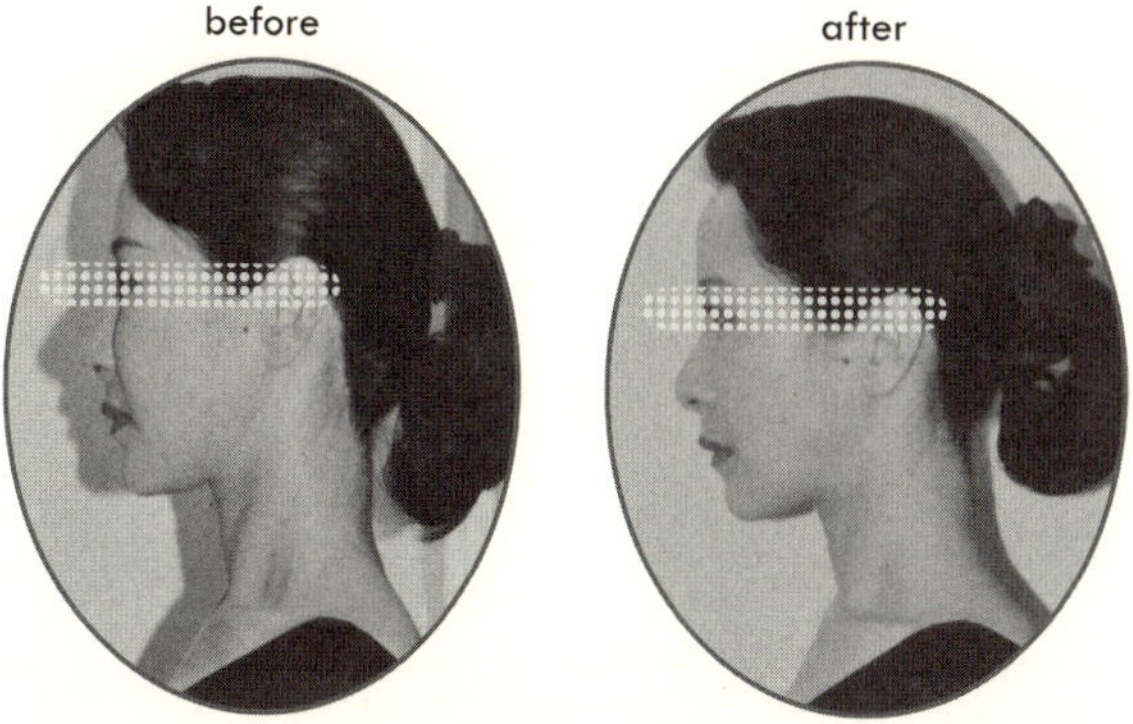

ウエスト	68cm → 59.3cm
太もも	53.8cm → 49.5cm
バスト	83.3cm → 89.7cm
ヒップ	90.5cm → 89cm

周囲の人からも「変わったわね」「きれいね」といわれ、嬉しくなっておしゃれにやりがいがでてきました。デスクワークで一日中座り仕事が続いても以前のように背中や首・肩がバリバリにならず、お腹が引っ込んできたのもうれしい変化です。

するともっと欲がでてきて「ウエストをキュッと細く、お尻の形もよくしたい！」と思い、先生に相談すると、「下半身のゆがみがとれれば、きれいになります」と説明され、エクササイズが楽しくなってきました！

もう一度、新しい人生にチャレンジするための出逢いが楽しみな毎日です。

あまりにも急激な変わりように、整形手術をしたと勘違いされるほどアゴや頬がスッキリ!!

横川静子さん（仮名）55歳

会社ではデスクワークが多く責任もある仕事で忙しい毎日を過ごしているうちに気がついたら太って猫背になっていました。

そのためとても疲れやすく、またアトピーでもともと肌も敏感だったのですが、肌の色も日焼けではないくすんだ浅黒さに。黒いシミも顔だけでなく、背中まで広がって、もうこれではダメだと思い、南先生のエクササイズに挑戦することにしました。

エクササイズを続けていると体型が徐々に変わり、3カ月もすると、パンパンに丸顔だった顔もアゴや頬がスッキリして別人のようになっていました。建築のデザインという仕事柄、職場には男性が多いのですが、あるときわたしの変わりように「高かったでしょう」と仕事仲間の男性にいわれたほど。これには最初何のことかわからなかったのですが、女友だちに「整形したと勘違いしてるんじゃない？」といわれて納

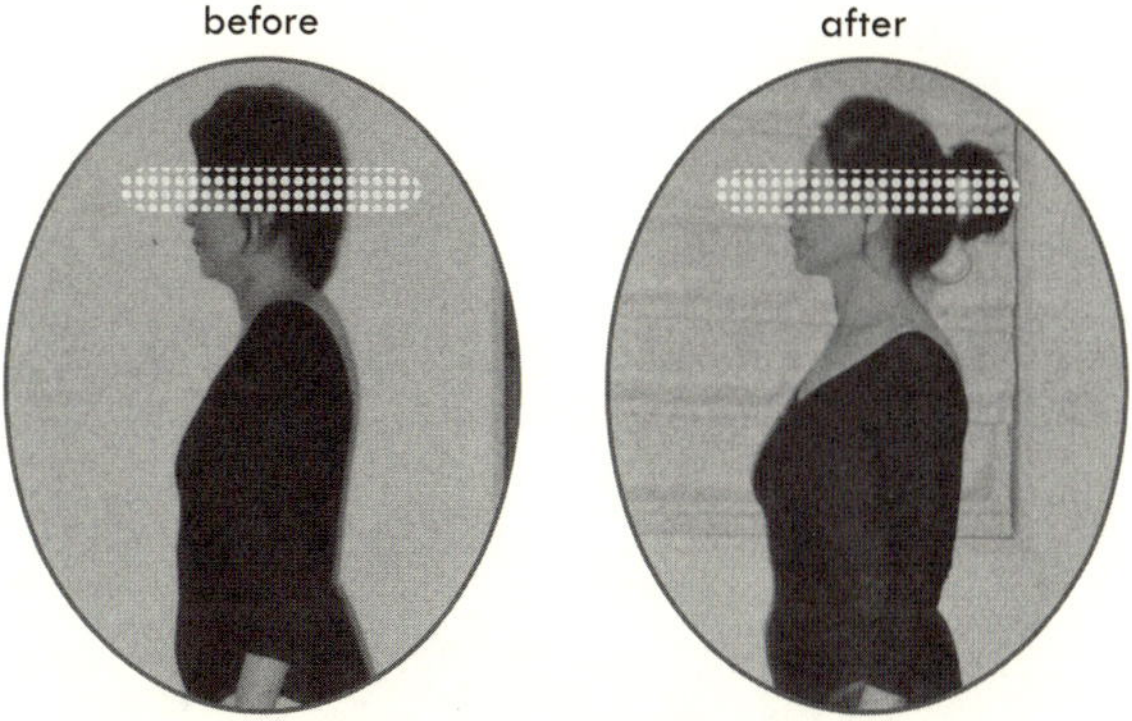

ウエスト	72.3cm → 65.2cm
太もも	60.2cm → 53.8cm
バスト	88.5cm → 93.0cm
ヒップ	92.1cm → 93.8cm

得し、うれしくて大笑いしました。

寸胴だった身体もウエストが締まり、バストも上がり、脚も細くなりおしゃれな洋服を楽しんでいます。前は無口でしたが、今は自信も出ておしゃべりになりました。

「アゴ引き首のばし」をやりすぎると顔が細くなりすぎるので、今は「ひじ回し」「ひねり手うで回し」も平行してやるようにしています。お風呂でのボディチェック、テレビを見ながらの「ひざ裏たたき」はかかせません。

たるみもほうれい線も消えて本当に満足しています。背中のシミも今はほとんどありません。捻挫もしにくくなりました。

小顔になるだけじゃない！ ボディサイズが一変！
衝撃データ大公開!!

before　　after

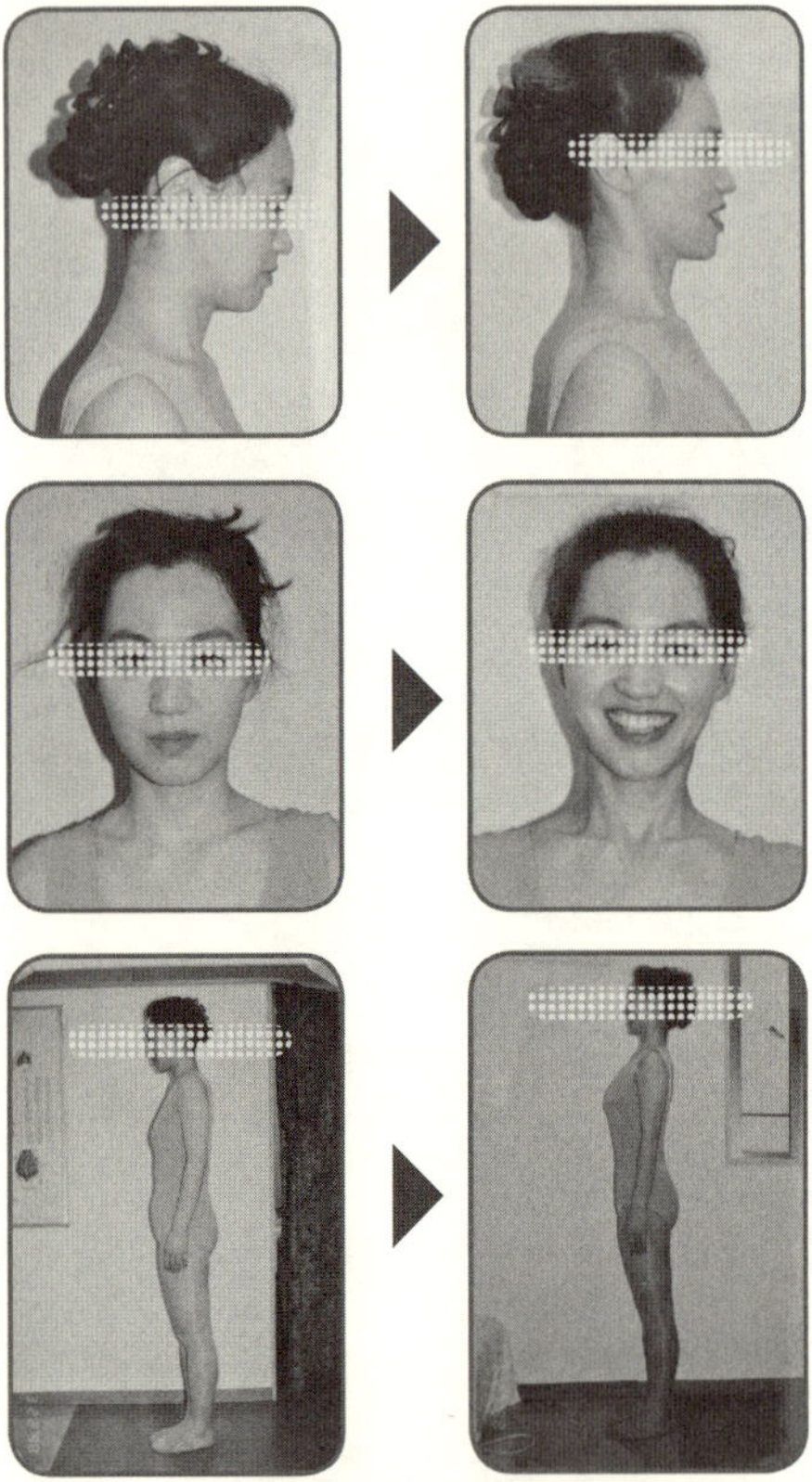

中谷美保子さん（仮名）
29歳

ウエスト：65.2cm → 58.0cm

太もも：55.4cm → 51.2cm

腹　部：82.0cm → 64.7cm

ふくらはぎ：39.2cm → 36.8cm

before　after

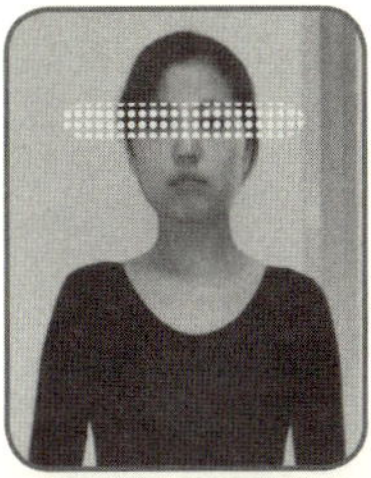

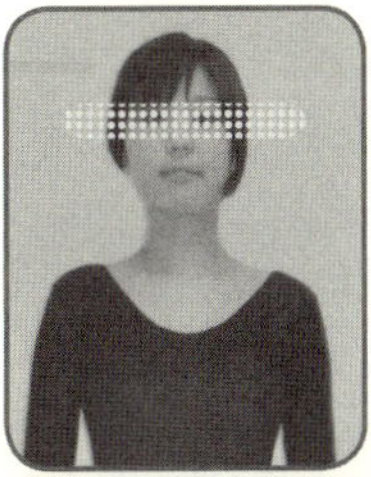

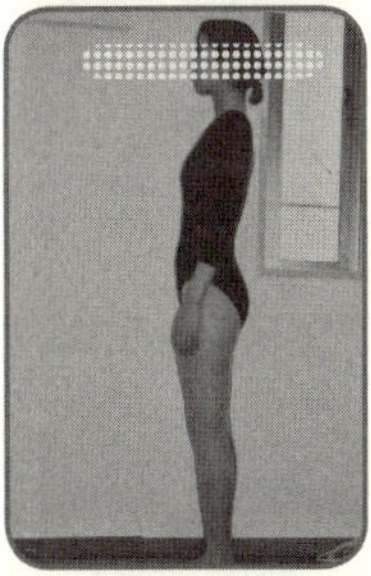

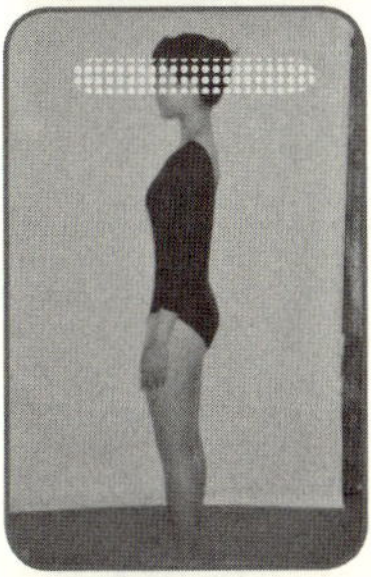

橋本加奈子さん（仮名）
23 歳

ウエスト：67.0cm → 57.5cm

太もも：56.0cm → 52.0cm

バスト：80.0cm → 89.0cm

腹　部：72.5cm → 68.0cm

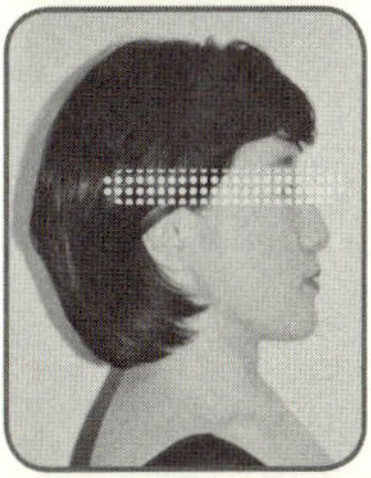

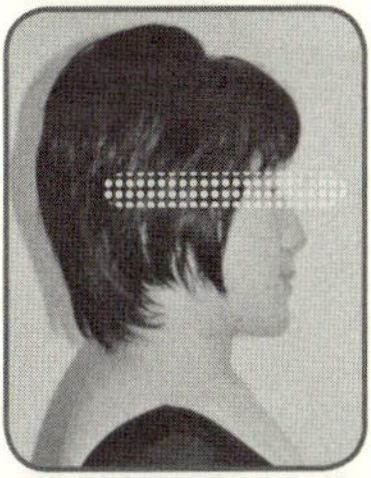

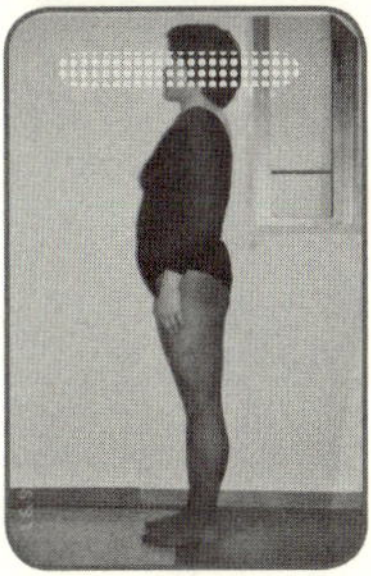

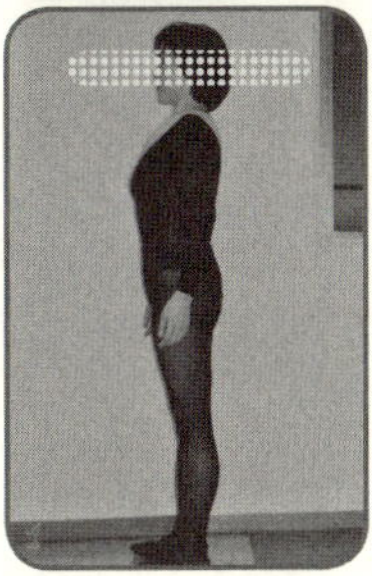

土屋由佳さん（仮名）
35 歳

ウエスト：81.2cm → 64.0cm

太もも：53.5cm → 49.5cm

腹　部：94.0cm → 83.0cm

ヒップ：95.5cm → 88.0cm

おわりに

誰もが小顔になりたい、ボディを変えたいと思っていても、ついつい「子どもを産んだから……」「年だしね」「生まれつきよ」「忙しいから無理」という言葉が頭をかすめてしまいます。

でも私が出会った全国から訪れてくださる多くの人々は「あきらめないで真剣に求める心」「多くを学び比較する心」「時間を惜しまない心」「実行し継続する心」をおもちでした。

そして「もっときれいになりたい」「充実した満足できる人生を歩みたい」という願いを強くもたれていました。

もっともっときれいに若くなりたい、ウエストや脚を細くしたい、バストを豊かにきれいな形にしたい、美しい透明感のある肌と小顔になりたい……という希望をお伺いしてもわたしはまったく驚きません。

でもなかには、「耳がただれていて一晩中眠れない」「身長が150センチもなく背が低くて仕事で点滴の取り換えが早くできない」「妊娠しにくい体質を変えたい」「偏平足を直したい」……などの悩みをおもちの方もいらっしゃいました。

耳鼻科に行かれたほうがいいのでは？　身長は2センチは伸びることがあっても（GAIAでボディを変えると平均で2センチ身長が伸びます）、10センチも伸びることはないですよ。妊娠については専門家にご相談されたほうが……。偏平足は筋肉をしなやかにすると変わるかもしれませんがお約束はできませんよ……。

……経験のない悩みについて相談され、悩みを解消できるかどうかわからないとお伝えしても、まずはとにかくボディバランスのいい体づくりをしたいとみなさんおっしゃり通ってくださいました。

骨盤が正しくなり、首や肩がスッキリし、バストが上がり軽い足取りで歩くことができるようになると、顔も引き締まります。

すると前述したような悩みが消えたり、妊娠したりする方もいらっしゃいます。妊娠された方はとてもうれしそうに報告してくださいました。

「願う心」「あきらめずに求める心」を持ち、挑戦し続ければ、困難に思えることも実現するのだということを改めてお客さまから教わりました。

このようにさまざまに変身された人々にたくさんお会いできたことで、トータル美容のさまざまな方法を比較研究することができ、ボディと小顔の関係に気づくことができました。

この本では簡単にすぐ小顔になれる、首や顔の筋肉を誘導する方法もご紹介しました。あきらめず求める心で鏡を見ながらエクササイズを実行していただけたらうれしく思います。

最後に、美容家として40年以上、多くのステキな方々との出会いのおかげで、次々と楽しく美容の仕事を続けられたことを心より感謝いたします。

シュウウエムラの植村秀会長には、夫がメークアップアーティストであった関係でサロンにもご来店いただき、美しい顔づくり研究への熱心な後姿を見させていただき、学ばさせていただきました。

義母が着付けの先生で美容家であったおかげで、和装などの日本文化のすばらしさ、歌舞伎の女形の筋肉の動かし方のすばらしさにも気づかせていただきました。

また健康で美しくなりたい女性のための本を何冊も上梓させていただき、ご協力いただいた方々に深くお礼申し上げます。

本書はいままでのわたしの研究と施術指導の集大成ともいえるものです。

本書が少しでもみなさんのお役に立ちましたら幸いです。

青春新書
PLAYBOOKS

人生を自由自在に活動《プレイ》する

人生の活動源として

いま要求される新しい気運は、最も現実的な生々しい時代に吐息する大衆の活力と活動源である。

文明はすべてを合理化し、自主的精神はますます衰退に瀕し、自由は奪われようとしている今日、プレイブックスに課せられた役割と必要は広く新鮮な願いとなろう。

いわゆる知識人にもとめる書物は数多く窺うまでもない。

本刊行は、在来の観念類型を打破し、謂わば現代生活の機能に即する潤滑油として、逞しい生命を吹込もうとするものである。

われわれの現状は、埃りと騒音に紛れ、雑踏に苛まれ、あくせく追われる仕事に、日々の不安は健全な精神生活を妨げる圧迫感となり、まさに現実はストレス症状を呈している。

プレイブックスは、それらすべてのうっ積を吹きとばし、自由闊達な活動力を培養し、勇気と自信を生みだす最も楽しいシリーズたらんことを、われわれは鋭意貫かんとするものである。

—創始者のことば—　小澤和一

著者紹介
南 雅子〈みなみ まさこ〉
美容家。整体エステ「ガイア」主宰。エステティシャンとして活躍後、「美しい髪と肌は体の健康あってこそつくられ、美容と健康はイコールの関係」と一念発起し、カイロプラクティック・整体師の資格を取得。現在、それらをエステに取り入れたオリジナルプログラムによる、健康で機能的な体&美しいプロポーションづくりのための施術・指導を行っている。「姿勢矯正」や「ストレッチ」など美しく健康で疲れない体を維持できる美容法として、10代〜70代まで幅広い層の女性の人気を集めている。整体エステ協会を設立し、エクササイズスクールを開講、プロ育成なども手掛ける。著書に『股関節1分ダイエット』『DVD付 股関節1分ダイエット』(小社刊)など多数。

小顔《こがお》のしくみ
アゴを引《ひ》けば顔《かお》は小《ちい》さくなる！
青春新書 PLAYBOOKS

2013年8月15日 第1刷

著 者 南《みなみ》 雅子《まさこ》

発行者 小澤源太郎

責任編集 株式会社プライム涌光
電話 編集部 03(3203)2850

発行所 東京都新宿区若松町12番1号 〒162-0056 株式会社青春出版社
電話 営業部 03(3207)1916 振替番号 00190-7-98602

印刷・図書印刷 製本・フォーネット社

ISBN978-4-413-01997-2